PSICOBIOLOGIA DO EXERCÍCIO

OUTROS LIVROS EM EDUÇÃO FÍSICA

- A Ciência e a Arte de Ler Artigos Científicos – **Braulio Luna Filho**
- As Lembranças que não se Apagam – Wilson Luiz **Sanvito**
- Atividade Física e Obesidade – **Matsudo**
- Atividade Física em Cardiologia – **Nóbrega**
- Coleção Psicologia do Esporte e do Exercício – Maria Regina Ferreira **Brandão** e Afonso Antonio **Machado**

  Vol. 1 – Teoria e Prática

  Vol. 2 – Aspectos Psicologicos do Rendimento Esportivo

  Vol. 3 – Futebol, Psicologia e Produção do Conhecimento

  Vol. 4 – O Treinador e a Psicologia do Esporte

  Vol. 5 – O Voleibol e a Psicologia do Esporte

  Vol. 6 – Competências Psicológicas no Esporte Infanto Juvenil

  Vol. 7 – O Basquetebol e a Psicologia do Esporte
- Coluna: Ponto e Vírgula 7ª ed. – **Goldenberg**
- Cuidados Paliativos – Diretrizes, Humanização e Alívio de Sintomas – **Franklin Santana**
- Epidemiologia 2ª ed. – **Medronho**
- Epidemiologia da Atividade Física – **Florindo e Hallal**
- Ergometria - Ergoespirometria, Cintilografia e Ecocardiografia de Esforço 2ª ed. – Ricardo **Vivacqua** Cardoso Costa
- Esporte Paraolimpico – **Mello e Oliveira Filho**
- Exercício, Saúde e Desempenho Físico – **Turibio Barros**
- Hidroginástica – Marcus Vinicius **Patente Alves**
- Manual de Medida Articular – **Oliveira Poli**
- Medicina: Olhando para o Futuro – **Protásio Lemos da Luz**
- Nem só de Ciência se Faz a Cura 2ª ed. – **Protásio da Luz**
- O Exercício - Preparação Fisiológica, Avaliação Médica, Aspectos Especiais e Preventivos – **Ghorayeb e Turibio Barros**
- O que Você Precisa Saber sobre o Sistema Único de Saúde – **APM-SUS**
- Paraolimpíadas de Sidney 2000 - Avaliação e Prescrição do Treinamento dos Atletas Brasileiros – **Marco Mello**
- Politica Públicas de Saúde Interação dos Atores Sociais – **Lopes**
- Promoção de Saúde na Terceira Idade – **Goldenberg**
- Riscos e Prevenção da Obesidade – **De Angelis**
- (Sociedade Brasileira de Medicina do Esporte) Clínicas Brasileiras de Medicina do Esporte – **SBME**

  Vol. 1 - Tópicos Especiais em Medicina do Esporte
- Sociedade de Medicina do Esporte e do Exercício - Manual de Medicina do Esporte: Do Paciente ao Diagnóstico – Antônio Claudio Lucas da **Nóbrega**
- Tratado de Cardiologia do Exercício e do Esporte – **Ghorayeb**
- Um Guia para o Leitor de Artigos Científicos na Área da Saúde – **Marcopito Santos**
- Vencendo Desafios – Quando o Desafio É o Principal Motivador para o Alcance do Sucesso – **Milan**

PSICOBIOLOGIA DO EXERCÍCIO

Marco Túlio de Mello

Graduado em Educação Física pela Universidade Federal de Uberlândia – UFU
Especialista em Educação Física para Pessoas Portadoras de Deficiência pela Universidade Federal de Uberlândia – UFU
Doutor em Ciências, Área de Concentração Psicobiologia, pela Universidade Federal de São Paulo – UNIFESP
Livre-docente pela Universidade Estadual de Campinas – UNICAMP
Livre-docente pela Universidade Federal de São Paulo – UNIFESP
Coordenador do Centro de Estudos em Psicobiologia e Exercício – CEPE
Professor-associado II do Departamento de Psicobiologia da Universidade Federal de São Paulo – UNIFESP
Membro do Comitê Assessor Multidisciplinar em Saúde do Conselho Nacional de Desenvolvimento Tecnológico – CNPq
Membro Titular da Câmara Temática de Saúde e Meio Ambiente do Conselho Nacional de Trânsito – CONTRAN

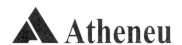

EDITORA ATHENEU

São Paulo	— Rua Jesuíno Pascoal, 30
	Tel.: (11) 6858-8750
	Fax: (11) 6858-8766
	E-mail: atheneu@atheneu.com.br
Rio de Janeiro	— Rua Bambina, 74
	Tel.: (21) 3094-1295
	Fax.: (21) 3094-1284
	E-mail: atheneu@atheneu.com.br
Belo Horizonte	— Rua Domingos Vieira, 319 – conj. 1.104

Produção Editorial: *REDB STYLE Produções Gráficas e Editorial Ltda.*
Capa: *Equipe Atheneu*

Dados Internacionais de Catalogação na Publicação (CIP)
(Câmara Brasileira do Livro, SP, Brasil)

Mello, Marco Túlio de
Psicobiologia do exercício / Marco Túlio de
Mello. -- São Paulo : Editora Atheneu, 2013.

Vários colaboradores.
Bibliografia.
ISBN 978-85-388-0432-1

1. Exercícios físicos - Aspectos fisiológicos
2. Psicobiologia I. Título.

13-10007   CDD-612.044

Índices para catálogo sistemático:
1. Psicobiologia do exercício 612.044

MELLO M. T.
Psicobiologia do Exercício

Direitos reservados à EDITORA ATHENEU — São Paulo, Rio de Janeiro, Belo Horizonte, 2013.

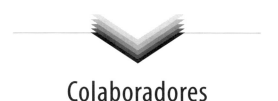

Colaboradores

Ana R. Dâmaso
Professora Associada e Livre-docente pela Universidade Federal de São Paulo – UNIFESP. Pós-doutorado em Pediatria pela Universidade Federal de São Paulo – UNIFESP. Doutorado em Ciências – Nutrição pela Universidade Federal de São Paulo – UNIFESP. Mestrado em Educação Física pela Escola de Educação Física da Universidade de São Paulo – EEF-USP. Graduação em Educação Física pela Universidade Estadual de Goiás – UEG.

Andrea Maculano Esteves
Doutora em Ciências pela Universidade Federal de São Paulo – UNIFESP. Pós-doutorado pela Universidade Federal de São Paulo – UNIFESP. Professora da Faculdade de Ciências Aplicadas da Universidade Estadual de Campinas – UNICAMP.

Andressa da Silva
Mestre em Ciências da Saúde pela Universidade Federal de São Paulo – UNIFESP. Doutoranda em Fisioterapia pela Universidade Federal de São Carlos – UFSCAR. Membro do Centro de Estudos em Psicobiologia e Exercício – CEPE. Fisioterapeuta do Comitê Paralímpico Brasileiro – CPB.

Camila Maria de Melo
Nutricionista pela Universidade São Judas Tadeu. Doutoranda em Ciências pela Universidade Federal de São Paulo – UNIFESP. Mestre em Ciências dos Alimentos pela Faculdade de Ciências Farmacêuticas da Universidade de São Paulo – USP. Especialista em Fisiologia do Exercício pela Universidade Federal de São Paulo – UNIFESP. Membro do Centro de Estudos em Psicobiologia e Exercício – CEPE.

Carolina Ackel-D'Elia

Biomédica pela Universidade Federal de São Paulo – UNIFESP. Mestre em Reabilitação pela Universidade Federal de São Paulo – UNIFESP. Doutora em Ciências pela Universidade Federal de São Paulo – UNIFESP. Pós-doutoranda em Nutrição pela Universidade Federal de São Paulo – UNIFESP. Pesquisadora do Centro de Estudos em Psicobiologia e Exercício – CEPE.

Daniel Alves Cavagnolli

Mestre em Ciências pela Universidade Federal de São Paulo – UNIFESP.

Fábio Santos de Lira

Bacharel em Educação Física pela Universidade Presbiteriana Mackenzie. Mestre em Ciências pelo Instituto de Ciências Biomédicas da Universidade de São Paulo – USP. Doutor em Ciências pela Universidade Federal de São Paulo – UNIFESP. Pós-doutorando em Psicobiologia pela Universidade Federal de São Paulo – UNIFESP. Professor-assistente Doutor do Departamento de Educação Física – FCT-UNESP.

Giselle Soares Passos

Doutora em Ciências pela Universidade Federal de São Paulo – UNIFESP. Professora da Universidade Federal de Goiás – UFG.

Hanna Karen M. Antunes

Doutora em Psicobiologia pela Universidade Federal de São Paulo – UNIFESP. Docente da Universidade Federal de São Paulo – UNIFESP –, *Campus* Baixada Santista.

Ioná Zalcman Zimberg

Nutricionista pelo Centro Universitário São Camilo. Doutora em Ciências pela Universidade Federal de São Paulo – UNIFESP. Mestre em Ciências pela Universidade Federal de São Paulo – UNIFESP. Especialista em Adolescência pelo Centro de Atendimento e Apoio ao Adolescente – CAAA – da Universidade Federal de São Paulo – UNIFESP. Membro do Centro de Estudos em Psicobiologia e Exercício – CEPE.

Lia Rita Azeredo Bittencourt

Médica Pneumologista com Habilitação em Medicina do Sono. Professora Livre-docente em Medicina do Sono da Universidade Federal de São Paulo – UNIFESP. Coordenadora Clínica do Instituto do Sono de São Paulo.

Marco Túlio de Mello

Graduado em Educação Física pela Universidade Federal de Uberlândia – UFU. Especialista em Educação Física para Pessoas Portadoras de Deficiência pela Universidade Federal de Uberlândia – UFU. Doutor em Ciências, Área de Concentração Psicobiologia, pela Universidade Federal de São Paulo – UNIFESP. Livre-docente pela Universidade Estadual de Campinas – UNICAMP. Livre-docente pela Universidade Federal de São Paulo – UNIFESP. Coordenador do Centro de Estudos em Psicobiologia e Exercício – CEPE. Professor-associado II do Departamento de Psicobiologia da Universidade Federal de São Paulo – UNIFESP. Membro do Comitê Assessor Multidisciplinar em Saúde do Conselho Nacional de Desenvolvimento Tecnológico – CNPq. Membro Titular da Câmara Temática de Saúde e Meio Ambiente do Conselho Nacional de Trânsito – CONTRAN.

Monica Levy Andersen

Professora e Chefe da Disciplina Medicina e Biologia do Sono da Universidade Federal de São Paulo – UNIFESP.

Murilo Dáttilo

Nutricionista pelo Centro Universitário São Camilo. Doutorando em Ciências pela Universidade Federal de São Paulo – UNIFESP. Mestre em Ciências pela Universidade Federal de São Paulo – UNIFESP. Especialista em Nutrição Desportiva e Qualidade de Vida pelas Faculdades Integradas de Santo André – FEFISA. Membro do Centro de Estudos em Psicobiologia e Exercício – CEPE.

Patrícia Rzezak

Psicóloga pela Pontifícia Universidade Católica de São Paulo – PUC-SP. Neuropsicóloga pelo Instituto de Psiquiatria da Faculdade de Medicina da Universidade de São Paulo – USP. Doutora em Ciências pela Faculdade de Medicina da Universidade de São Paulo – USP. Pós-doutorado em Psicobiologia pela Universidade Federal de São Paulo – UNIFESP.

Ricardo C. Cassilhas

Professor Titular da Universidade Paulista – UNIP. Pós-doutorando em Psicobiologia pela Universidade Federal de São Paulo – UNIFESP. Doutor em Ciências pela Universidade Federal de São Paulo – UNIFESP. Mestre em Ciências pela Universidade Federal de São Paulo – UNIFESP.

viii | COLABORADORES

Ronaldo Vagner Thomatieli dos Santos

Docente do Curso de Educação Física da Universidade Federal de São Paulo – UNIFESP –, *Campus* Baixada Santista. Pós-doutorado em Psicobiologia pela Universidade Federal de São Paulo – UNIFESP. Doutor em Fisiologia Humana pela Universidade de São Paulo – USP. Bacharel em Educação Física pela Universidade Estadual Paulista "Júlio de Mesquita Filho" – UNESP, *Campus* Rio Claro.

Sergio Tufik

Professor Titular da Disciplina Medicina e Biologia do Sono da Universidade Federal de São Paulo – UNIFESP.

Teresa Paiva

Professora Associada da Faculdade de Medicina e do Instituto Superior Técnico – Universidade de Lisboa. Neurologista, Neurofisiologista, Somnologista. Diretora Clínica do Centro de Medicina do Sono – CENC –, Lisboa, Portugal.

Walter André dos Santos Moraes

Graduado em Medicina pela Universidade de São Paulo – USP. Residência em Neurologia pela Universidade de Navarra, Espanha. Mestrado em Medicina (Neurologia) pela Universidade Federal de São Paulo – UNIFESP. Doutorado em Ciências pela Universidade Federal de São Paulo – UNIFESP.

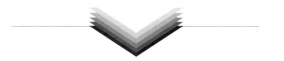

Apresentação

O efeito benéfico da prática do exercício físico e/ou da atividade física para o ser humano é incontestável. No entanto, a relação volume/intensidade do treinamento físico e o tipo de exercício físico são fundamentais para que a proposta de melhorar os desempenhos físico, motor e cognitivo ocorra e assim deve ser muito bem definida.

Psicobiologia do Exercício tem por finalidade apresentar dados científicos que possam subsidiar os profissionais das áreas de Educação Física, Nutrição, Fisioterapia, Medicina, Psicologia e demais áreas da saúde a entender os efeitos benéficos e adversos dessa prática dentro de contextos específicos, relacionados com os aspectos psicobiológicos. É de fundamental importância que cada área da saúde entenda que o trabalho multidisciplinar e transdisciplinar são fundamentais, não existindo, assim, uma excelência em resultados se não houver integração entre diversos profissionais para que os objetivos sejam alcançados.

Assim, a busca pela harmonização entre a prática do exercício físico e as melhoras advindas dessa prática e o rompimento com o sedentarismo devem constituir a primeira e mais importante fase nesse início da promoção da saúde. No entanto, é de suma importância que o profissional de Educação Física, em conjunto com os outros profissionais, entenda as necessidades e exigências do ser humano, desde a escolha pelo tipo de exercício físico que será praticado até a adequação da relação volume/intensidade para alcançar os objetivos propostos para a satisfação do praticante.

Assim, entender que o exercício físico consegue atuar e modificar os aspectos psicobiológicos de modo completo, seja quanto à qualidade do sono, à redução dos distúrbios do sono, à adequação do ritmo biológico, aos transtornos do humor e psiquiátricos, às funções cognitivas ou à modificação do comportamento

x | APRESENTAÇÃO

alimentar, bem como os aspectos psiconeuroimunoendócrinos garante que a prática do exercício físico pode ser um excelente coadjuvante para a promoção da saúde. Contudo, essa prática nunca pode estar longe do auxílio dos profissionais capacitados e atuando em uma equipe multidisciplinar e transdisciplinar. Assim, o respeito pelo "poder" da prática do exercício físico deve ser fundamental, mas observado para que a orientação adequada seja respeitada.

Marco Túlio de Mello

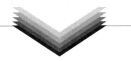

Sumário

Capítulo 1
A Relação Corpo-Mente, 1

Monica Levy Andersen
Lia Rita Azeredo Bittencourt
Marco Túlio de Mello
Teresa Paiva
Sergio Tufik

Capítulo 2
Sono, Distúrbios do Sono e o Exercício Físico, 9

Andrea Maculano Esteves
Andressa da Silva
Carolina Ackel-D'Elia
Daniel Alves Cavagnolli
Giselle Soares Passos
Lia Rita Azeredo Bittencourt
Marco Túlio de Mello

Capítulo 3
Transtornos do Humor e o Exercício Físico, 31

Patrícia Rzezak
Hanna Karen M. Antunes
Marco Túlio de Mello

xii | SUMÁRIO

Capítulo 4
O Exercício Físico e os Transtornos Psiquiátricos, 37

Ricardo C. Cassilhas
Walter André dos Santos Moraes
Marco Túlio de Mello

Capítulo 5
Funções Cognitivas e o Exercício Físico, 53

Patrícia Rzezak
Marco Túlio de Mello

Capítulo 6
Comportamento Alimentar, 67

Ioná Zalcman Zimberg
Murilo Dáttilo
Camila Maria de Melo
Ana R. Dâmaso
Marco Túlio de Mello

Capítulo 7
Exercício Físico e os Aspectos Psiconeuroimunoendócrinos, 93

Fábio Santos de Lira
Ronaldo Vagner Thomatieli dos Santos
Marco Túlio de Mello

Capítulo 8
Psicobiologia e Saúde, 105

Ana R. Dâmaso
Andrea Maculano Esteves
Carolina Ackel-D'Elia
Fábio Santos de Lira
Patrícia Rzezak
Ronaldo Vagner Thomatieli dos Santos
Marco Túlio de Mello

Índice Remissivo, 109

A Relação Corpo-Mente

Monica Levy Andersen • Lia Rita Azeredo Bittencourt • Marco Túlio de Mello
Teresa Paiva • Sergio Tufik

INTRODUÇÃO

O modo como mente e corpo interagem sempre foi um assunto de interesse para o ser humano. Desde preceitos antigos da medicina tradicional oriental[1,2] até as hipóteses modernas relacionadas aos conceitos de mente e consciência,[3,4] essas relações têm estimulado a curiosidade e o senso crítico do ser humano. Além disso, este tem sido um assunto de interesse à Ciência, que, em última instância e de modo integrativo, tem buscado entender o modo como condições físicas podem afetar o comportamento, a cognição e outros componentes que são genericamente condicionados à mente e, de igual modo, como a mente modula o funcionamento de todo o corpo. A essa interação, dá-se o nome de relação corpo-mente, termo que define práticas específicas de medicina alternativa,[5] mas que pode ser usado de modo mais genérico, referindo-se a toda interseção entre características físico-biológicas e psicológicas.

Dentre os diversos temas de interesse à relação corpo-mente, o exercício físico e seus aspectos psicobiológicos destacam-se. Assim, as próximas seções deste capítulo discorrerão sobre relação corpo-mente e a psicobiologia do exercício sob esse contexto.

A RELAÇÃO CORPO-MENTE

De um modo clássico, a relação corpo-mente diz respeito a uma série de técnicas e tratamentos usualmente aplicados sob o escopo da Medicina complementar e alternativa. Dentre essas técnicas, destacam-se a hipnose, meditação, yoga, *tai chi*, terapias cognitivo-comportamentais, terapias em grupo e *biofeedback*.[6] Essas técnicas têm sido usadas de modo complementar às estratégias terapêuticas con-

2 | PSICOBIOLOGIA DO EXERCÍCIO

vencionais em diversas áreas, como a Neurologia, a Oncologia, a Psicologia e a Psiquiatria, dentre outras.[6,10]

Além disso, o entendimento relacionado à relação corpo-mente é advindo de uma linha filosófica denominada *filosofia da mente*. Deriva dessa linha de pensamento o chamado "problema corpo-mente", o qual busca estabelecer e elucidar a existência da mente como uma característica dependente ou independente de matéria física.[11] A filosofia da mente, ancorada sobretudo no paradigma do problema corpo-mente, aborda a interação entre funções físicas (ligadas principalmente às Ciências exatas, como Biologia e Física) e funções mentais (ligadas primordialmente às Ciências humanas, como Psicologia e Antropologia). Ainda que a filosofia da mente seja um campo basicamente teórico, sua importância às ciências da saúde e aos conceitos atuais sobre relação corpo-mente é inegável.[12] Essa importância se constata principalmente na década de 1990, de modo diretamente associado à Psiquiatria e à Neurologia.[11] Nesse período, diversas descobertas em relação às bases dos processos cerebrais e de transtornos psiquiátricos e neurológicos foram feitas. Em função dessas descobertas, as discussões tornavam-se deterministas, de modo a reduzir uma condição clínica psiquiátrica ou neurológica ao seu substrato biológico. Nesse quadro, a filosofia da mente foi útil por refutar o materialismo, o reducionismo e a abordagem mecanicista às ciências da saúde, sobretudo à Psiquiatria.[11,12] Além disso, por manter unidas Ciências humanas e exatas mesmo em face das descobertas da época, a filosofia da mente foi diretamente responsável por cunhar e consolidar o termo relação corpo-mente.

A abordagem da relação corpo-mente mais abrangente decorre e deriva das duas explicações já apresentadas aqui. Assim, quando considerado um contexto generalista não necessariamente terapêutico, a relação corpo-mente pode ser definida como as relações e interações entre cérebro, mente, comportamento e corpo, dando-se foco aos efeitos dessas relações sobre a saúde e doença.[9]

MODULAÇÃO DAS RELAÇÕES CORPO-MENTE

A relação corpo-mente é fisiologicamente modulada pelos estados funcionais básicos: a vigília e o sono. Na vigília, há um aumento do consumo de energia em ambos, corpo e mente, condicionado pelas necessidades motoras, psicológicas e cognitivas da vida quotidiana.

Durante o sono, há alterações substanciais que, além de implicarem a diminuição do consumo de energia, função homeostática, preparam o corpo e a mente para a posterior vigília.

Essa preparação é um processo ativo que, em termos do corpo, se expressa do seguinte modo: equilibra o metabolismo dos lípides e dos hidratos de carbono, reduzindo o apetite mediante a produção de leptina nos adipócitos e inibição de hormônios orexígenos;[13] aumenta a síntese proteica e a regeneração dos tecidos mediante aumento da produção de hormônios anabolizantes;[14] reduz periodicamente o consumo de oxigênio e as temperaturas central e corporal, aspecto que se associa a uma marcada ativação parassimpática, com consequência direta no sistema nervoso autônomo;[15] promove o equilíbrio imunológico através do aumento de interleucina-6 e do TNF.[16] O controle do sistema muscular modifica-se pela redução da atividade muscular esquelética e inexistência de movimentos com propósito. Contudo, essa aparente zona de tranquilidade e regeneração é interrompida periodicamente pelo sono REM, que, ao aumentar em períodos sucessivos da noite, irá preparar o corpo para a vigília com ativações simpáticas periódicas e aumentos da produção de cortisol.

O sono também prepara a mente para as necessidades cognitivas e emocionais da vigília. Esses efeitos foram estudados através da privação de sono, cujas características são aumentar os lapsos de atenção, lentificar a memória de trabalho e prejudicar a memória declarativa e de procedimentos, reduzir o *output* cognitivo e induzir um humor depressivo. O sono favorece a aprendizagem, os conceitos de generalização de informação e a identificação de soluções escondidas, ativando a criatividade.[17,18]

O equilíbrio emocional é conseguido através dos sonhos e de componentes da memória. Efetivamente, a privação de sono afeta a memória de estímulos neutros e positivos. Esse efeito tem como consequências realçar a recordação de estímulos negativos que são resistentes à privação;[19] aumentar as respostas comportamentais de impulsividade a estímulos negativos;[20] e associar-se a menor expressividade facial aos estímulos emocionais. Por outro lado, o sono REM funciona como um homeostato emocional, possibilitando aprendizagem e treino de situações de risco ou ameaçadoras.[21,22]

PSICOBIOLOGIA, EXERCÍCIO FÍSICO E RELAÇÃO CORPO-MENTE

A Psicobiologia surge como um ramo da Ciência cujo foco é dado justamente à relação corpo-mente. Pode-se afirmar que a Psicobiologia é uma Ciência que faz a interface entre outras duas: a Psicologia, intimamente ligada ao conceito de mente e temas afins, e a Biologia, que, dentre tantos assuntos, aborda condições orgânicas diversas. É, portanto, a Psicobiologia uma Ciência diretamente ligada à relação corpo-mente.

De modo semelhante, o exercício físico, a atividade física e as práticas esportivas como um todo são associados ao mesmo contexto de interação física e psicológica. Em análise primária, o exercício apresenta componente físico muito marcante e evidente. Suas relações com processos bioquímicos e fisiológicos dão ao exercício esse caráter diretamente ligado ao corpo. Contudo, nota-se, com base em um número cada vez maior de evidências, que o exercício físico está relacionado de diversas maneiras com processos mentais. Nesse sentido, salientam-se as rela-

4 | PSICOBIOLOGIA DO EXERCÍCIO

ções do exercício físico com processos motivacionais,[23] com modulação cognitiva e comportamental,[24,26] com transtornos psiquiátricos diversos[27] e com distúrbios do sono.[28-31]

Tendo em vista que a Psicobiologia é a Ciência que aborda a interação entre corpo e mente e que o exercício apresenta estreitos laços com processos tanto físicos quanto psicológicos, o estudo do exercício físico sob a perspectiva da Psicobiologia mostra-se bastante interessante. De fato, a Psicobiologia do exercício parece um modo eficiente para abordar conteúdos específicos da relação corpo-mente.

PERSPECTIVAS DA PSICOBIOLOGIA DO EXERCÍCIO NO CONTEXTO DA RELAÇÃO CORPO-MENTE

Partindo-se do pressuposto que a Psicobiologia do exercício é um modo efetivo para abordagem da relação corpo-mente em contextos específicos, alguns temas de pesquisa despontam nesse campo. Listam-se esses temas a seguir, de acordo com a relação corpo-mente.

Sono e distúrbios do sono

O sono é um estado de grande relevância para a relação corpo-mente. Nesse estado, a associação entre atividade cerebral e atividade sistêmica oscila de modo peculiar. Essa oscilação torna-se ainda mais clara ao se dividir o sono em REM (sono com movimento rápido dos olhos; do inglês, *rapid eyes movement*) e não REM (NREM). Durante o sono NREM, as atividades cerebrais e corporais apresentam, concomitantemente, um descenso funcional progressivo. Isso pode ser notado pela lentificação do traçado eletrencefalográfico, correspondente à função cerebral, bem como pelo aumento progressivo da atonia muscular e pela redução da atividade de sistemas como o cardiovascular, respiratório e gastrintestinal. Em contrapartida, durante o sono REM, a concomitância entre as atividades cerebral e sistêmica é abruptamente cessada. Nesse estágio, a atividade cerebral sofre súbita intensificação, apresentando atividade elétrica rápida e traçado eletrencefalográfico semelhante ao encontrado na vigília. Em contrapartida, o tônus muscular continua em descenso funcional, aproximando-se da atonia muscular total, ao passo que parâmetros cardiovasculares e respiratórios se apresentam irregulares. Nesse contexto, diversas pesquisas têm tentado avaliar o efeito do exercício físico sobre o sono, abordando parâmetros relacionados à qualidade, quantidade e arquitetura do sono.[32-35]

O interesse pelo sono do ponto de vista da relação corpo-mente estende-se também aos distúrbios do sono. Diversos estudos têm tentado avaliar a relação entre exercício físico e esses distúrbios, tendo alguns atestado o potencial do exercício

A RELAÇÃO CORPO-MENTE | 5

como estratégia terapêutica não farmacológica.[29-31,36] Dentre os distúrbios do sono mais relevantes pela ótica do exercício físico, estão a síndrome da apneia obstrutiva do sono,[36-38] a insônia[29] e a síndrome das pernas inquietas.[30,31,39]

Transtornos neuropsiquiátricos

Diversos são os estudos que avaliam a relação entre exercício físico e transtornos psiquiátricos. Ademais, essa relação vem sendo estudada em diversas classes de transtornos, dentre os quais a esquizofrenia,[40] os transtornos de humor e ansiedade[41,42] e as doenças de Parkinson[43] e de Alzheimer.[44]

A forte relação entre o exercício físico e os transtornos psiquiátricos demonstra a importância da relação corpo-mente nesse contexto. Os transtornos psiquiátricos em geral são condições estritamente relacionadas à saúde mental. Contudo, os efeitos do exercício físico sobre os transtornos psiquiátricos, bem como o modo como o exercício físico os modula, atestam a importância da relação corpo-mente nesses casos.

Cognição e comportamento

Assim como os transtornos psiquiátricos, cognição e comportamento são características essencialmente associadas à saúde mental, a despeito de condições orgânicas sistêmicas. Todavia, em ambos os casos, nota-se grande efeito do exercício físico, que é exercício físico dependente.

Em relação à cognição, diversos estudos têm associado o exercício a variáveis como memória e atenção, evidenciando o papel modulatório da atividade física sobre essas funções.[24,25] Quanto às variáveis comportamentais, também se nota relação com o sono. Nesse sentido, ainda que o exercício físico seja relacionado ao perfil comportamental de um modo geral, nota-se relação especial com o comportamento alimentar.[45]

Todos os temas aqui tratados, no contexto da relação corpo-mente, apresentam associação relevante com o exercício físico e com a atividade física de modo geral. Dada a relevância desses temas, bem como de outros que não foram listados, eles serão abordados detalhadamente nos outros capítulos deste livro.

Referências bibliográficas

1. Fernros L, Furhoff AK, Wändell PE. Improving quality of life using compound mind-body therapies: evaluation of a course intervention with body movement and breath therapy, guided imagery, chakra experiencing and mindfulness meditation. *Qual Life Res*, 2008; *17*:367-76.
2. Cotton S, Humenay Roberts Y, Tsevat J, Britto MT, Succop P, McGrady ME, Yi MS. Mind-body complementary alternative medicine use and quality of life in adolescents with inflammatory bowel disease. *Inflamm Bowel Dis*, 2010; *16*:501-6.
3. Damásio A. *O mistério da consciência*. 2000. Cia das Letras.

6 | PSICOBIOLOGIA DO EXERCÍCIO

4. Hameroff S. The "conscious pilot"-dendritic synchrony moves through the brain to mediate consciousness. *J Biol Phys*, 2010; *36*:71-93.
5. Posadzki P, Glass N. Mind-body medicine: a conceptual (re)synthesis? *Adv Mind Body Med*, 2009; *24*:8-14.
6. National Center for Complementary and Alternative Medicine. *Mind-body medicine: and overview*. 2005.
7. Astin JA, Shapiro SL, Eisenberg DM, Forys KL. Mind-body medicine: state of the science, implications for practice. *J Am Board Fam Pract*, 2003; *16*:131-47.
8. Carlson LE, Bultz BD. Mind-body interventions in oncology. *Curr Treat Options Oncol*, 2008; *9*:127-34.
9. Wahbeh H, Elsas SM, Oken BS. Mind-body interventions: applications in neurology. *Neurology*, 2008; *70*:2321-8.
10. Innes KE, Selfe TK, Vishnu A. Mind-body therapies for menopausal symptoms: a systematic review. *Maturitas*, 2010; *66*:135-49.
11. Van Oudenhove L, Cuypers SE. The philosophical "mind-body problem" and its relevance for the relationship between psychiatry and the neurosciences. *Perspect Biol Med*, 2010; *53*:545-57.
12. Kendler KS, Campbell J. Interventionist causal models in psychiatry: repositioning the mind-body problem. *Psychol Med*, 2009; *39*:881-7.
13. Leproult R, Van Cauter E. Role of sleep and sleep loss in hormonal release and metabolism. *Endocr Dev*, 2010; *17*:11-2.
14. Buckley TM, Schatzberg AF. On the interactions of the hypothalamic-pituitary-adrenal (HPA) axis and sleep: normal HPA axis activity and circadian rhythm, exemplary sleep disorders. *J Clin Endocrinol Metab*, 2005; *90*:3106-3114.
15. Andersen ML, Martins PJ, D'Almeida V, Bignotto M, Tufik S. Endocrinological and catecholaminergic alterations during sleep deprivation and recovery in male rats. *J Sleep Res*, 2005; *14*:83-90.
16. Bryant PA, Trinder J, Curtis N. Sick and tired: Does sleep have a vital role in the immune system? *Nat Rev Immunol*, 2004; *4*:457-67.
17. Banks S, Dinges DF. Behavioral and physiological consequences of sleep restriction. *J Clin Sleep Med*, 2007 Aug 15; *3*(5):519-28.
18. Waters F, Bucks RS. Neuropsychological effects of sleep loss: Implication for neuropsychologists. *J Int Neuropsychol Soc*, 2011 May; *4*:1-16.
19. Walker MP. The role of sleep in cognition and emotion. *In:* The year in cognitive neuroscience. *Ann NY Acad Sci*, 2009; *1156*: 168-197.
20. Anderson C, Platten CR. Sleep deprivation lowers inhibition and enhances impulsivity to negative stimuli. *Behav Brain Res*, 2011 Mar 1; *217*(2):463-6. Epub 2010 Oct 1.
21. Revonsuo A, Valli K. How to test the threat-simulation theory. *Conscious Cogn*, 2008 Dec; *17*(4):1292-6.
22. Gujar N, McDonald SA, Nishida M, Walker MP. A role for REM sleep in recalibrating the sensitivity of the human brain to specific emotions. *Cereb Cortex*, 2011 Jan; *21*(1):115-23.
23. Thatcher J, Kuroda Y, Legrand FD, Thatcher R. Stress responses during aerobic exercise in relation to motivational dominance and state. *J Sports Sci*, 2011; *29*:299-306.
24. Cassilhas RC, Viana VA, Grassmann V, Santos RT, Santos RF, Tufik S, Mello MT. The impact of resistance exercise on the cognitive function of the elderly. *Med Sci Sports Exerc*, 2007; *39*:1401-7.
25. Hillman CH, Erickson KI, Kramer AF. Be smart, exercise your heart: exercise effects on brain and cognition. *Nat Rev Neurosci*, 2008; *9*:58-65.
26. Van Hoomissen J, Kunrath J, Dentlinger R, Lafrenz A, Krause M, Azar A. Cognitive and locomotor/exploratory behavior after chronic exercise in the olfactory bulbectomy animal model of depression. *Behav Brain Res*, 2011; *222*:106-16.
27. Sylvia LG, Kopeski LM, Mulrooney C, Reid J, Jacob K, Neuhaus EC. Does exercise impact mood? Exercise patterns of patients in a psychiatric partial hospital program. *J Psychiatr Pract*, 2009; *15*:70-8.
28. Mello MT, Boscolo RA, Esteves, AM, Tufik S. O exercício físico e aspectos psicobiológicos. *Rev Bras Med Esporte*, 2005; *3*:203-7.
29. Passos GS, Poyares D, Santana MG, Garbuio SA, Tufik S, Mello MT. Effect of acute physical exercise on patients with chronic primary insomnia. *J Clin Sleep Med*, 2010; *6*:270-5.
30. Esteves AM, de Mello MT, Pradella-Hallinan M, Tufik S. Effect of acute and chronic physical exercise on patients with periodic leg movements. *Med Sci Sports Exerc*, 2009; *41*:237-42.

31. Esteves AM, Silva AAB, Tufik S, de Mello MT. Impact of aerobic physical exercise on Restless Legs Syndrome. *Sleep Science*, v 4, p 45-48, 2011.
32. O'Connor PJ, Youngstedt SD. Sleep quality in older adults: effects of exercise training and influence of sunlight exposure. *JAMA*, 1997; *277*:1034-5.
33. King AC, Pruitt LA, Woo S, Castro CM, Ahn DK, Vitiello MV, Woodward SH, Bliwise DL. Effects of moderate--intensity exercise on polysomnographic and subjective sleep quality in older adults with mild to moderate sleep complaints. *J Gerontol A Biol Sci Med Sci*, 2008; *63*:997-1004.
34. Myllymäki T, Kyröläinen H, Savolainen K, Hokka L, Jakonen R, Juuti T, Martinmäki K, Kaartinen J, Kinnunen ML, Rusko H. Effects of vigorous late-night exercise on sleep quality and cardiac autonomic activity. *J Sleep Res*, 2011; *20*:146-53.
35. Flausino NH, Da Silva Prado JM, de Queiroz SS, Tufik S, de Mello MT. Physical exercise performed before bedtime improves the sleep pattern of healthy young good sleepers. *Psychophysiology*, 2011 Oct 6.
36. Ackel-D´Elia C, Silva AC, Silva RS, Truksinas E, Sousa BS, Tufik S, Mello MT, Bittencourt LRA. Effects of exercise training associated with continuous positive airway pressure treatment in patients with obstructive sleep apnea syndrome. *Sleep Breath*, 2011 Jul 30 (epub ahead of print).
37. Cintra F, Poyares D, Rizzi CF, Risso TT, Skomro R, Montuori E, Mello-Fujita L, de Paola A, Tufik S. Cardiorespiratory response to exercise in men and women with obstructive sleep apnea. *Sleep Med*, 2009; *10*:368-73.
38. Rizzi CF, Cintra F, Risso T, Pulz C, Tufik S, de Paola A, Poyares D. Exercise capacity and obstructive sleep apnea in lean subjects. *Chest*, 2010; *137*:109-14.
39. Aukerman MM, Aukerman D, Bayard M, Tudiver F, Thorp L, Bailey B. Exercise and restless legs syndrome: a randomized controlled trial. *J Am Board Fam Med*, 2006; *19*:487-93.
40. Gorczynski P, Faulkner G. Exercise therapy for schizophrenia. *Schizophr Bull*, 2010; *36*:665-6.
41. Ströhle A. Physical activity, exercise, depression and anxiety disorders. *J Neural Transm*, 2009; *116*:777-84.
42. Carek PJ, Laibstain SE, Carek SM. Exercise for the treatment of depression and anxiety. *Int J Psychiatry Med*, 2011; *41*:15-28.
43. King LA, Horak FB. Delaying mobility disability in people with Parkinson disease using a sensorimotor agility exercise program. *Phys Ther*, 2009; *89*:384-93.
44. Lautenschlager NT, Cox KL, Flicker L, Foster JK, van Bockxmeer FM, Xiao J, Greenop KR, Almeida OP. Effect of physical activity on cognitive function in older adults at risk for Alzheimer disease: a randomized trial. *JAMA*, 2008; *300*:1027-37.
45. Ballard TP, Melby CL, Camus H, Cianciulli M, Pitts J, Schmidt S, Hickey MS. Effect of resistance exercise, with or without carbohydrate supplementation, on plasma ghrelin concentrations and postexercise hunger and food intake. *Metabolism*, 2009; *58*:1191-9.

Sono, Distúrbios do Sono e o Exercício Físico

Andrea Maculano Esteves • Andressa da Silva
Carolina Ackel-D'Elia • Daniel Alves Cavagnolli • Giselle Soares Passos
Lia Rita Azeredo Bittencourt • Marco Túlio de Mello

SONO

Contexto histórico

As pesquisas científicas na área do sono começaram há mais de 70 anos. O marco inicial foi realizado por Hans Berger, em 1929,[1] com o primeiro registro da atividade cerebral, que se denominou eletrencefalograma (EEG). Em 1937, Loomis, Harvey e Hobart,[2] ao observarem registros de um EEG, descreveram a existência de 5 estágios do sono (A, B, C, D e E), os quais foram chamados de sono NREM (*non rapid eye movements*). Um pouco mais tarde, Aserinsky e Kleitman[3] descreveram o sono REM (*rapid eye movements*) ao observarem repentinos movimentos oculares rápidos associados a um aumento da atividade cortical. Posteriormente, Rechtschaffen e Kales[4] dividiram em quatro estágios a fase NREM do sono. Os estágios 1 e 2 foram descritos como superficiais, e os estágios 3 e 4, como sono de ondas lentas (SOL). No entanto, em 2007, a Academia Americana de Distúrbios do Sono publicou um novo manual para estagiamento do sono e eventos associados, na tentativa de padronizar as regras, a terminologia e as especificações técnicas relacionadas à polissonografia (PSG).[5] O novo manual recomenda a seguinte terminologia para denominação dos estágios do sono: a vigília é denominada como estágio V (ou estágio W, do inglês *wakefulness*); o sono NREM é dividido em três estágios, N1, N2 e N3, no sentido do mais superficial para o mais profundo; e o sono REM é denominado estágio R[5] (Figs. 2.1 a 2.5).

Para o estagiamento do sono, o registro polissonográfico é dividido em intervalos de tempo com 30 s de duração, denominados épocas. Esse "sistema de épocas" para estagiamento do sono assegura que toda a PSG seja dividida em segmentos consecutivos de tamanhos iguais e que cada segmento represente um único

10 | PSICOBIOLOGIA DO EXERCÍCIO

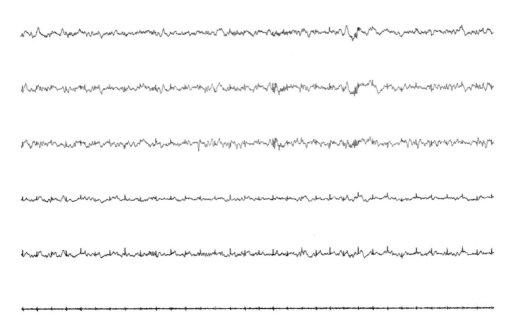

Fig. 2.1 Época (30 s) do traçado polissonográfico apresentando o estágio V (vigília).

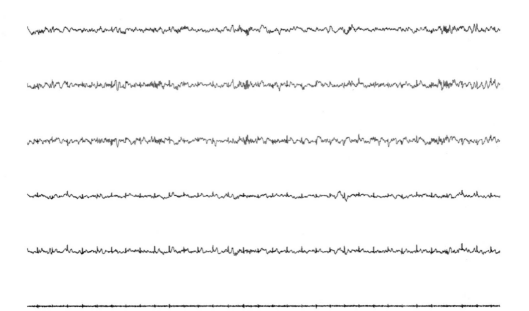

Fig. 2.2 Época (30 s) do traçado polissonográfico apresentando o estágio N1.

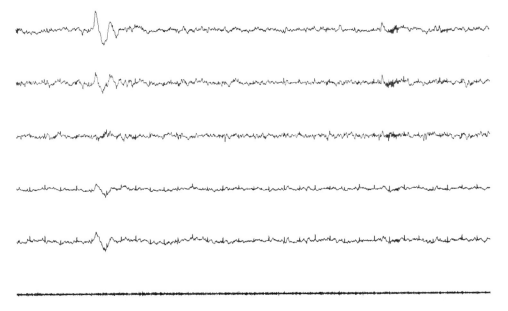

Fig. 2.3 Época (30 s) do traçado polissonográfico apresentando o estágio N2.

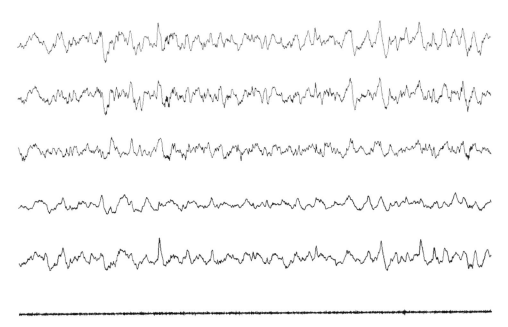

Fig. 2.4 Época (30 s) do traçado polissonográfico apresentando o estágio N3.

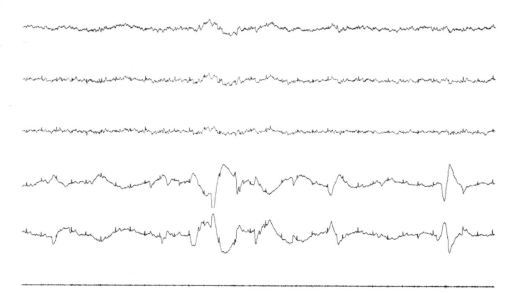

Fig. 2.5 Época (30 s) do traçado polissonográfico apresentando o estágio R.

estágio. Quando, numa mesma época, mais de um estágio estiver presente, deve-se considerar o estágio que compreender a maior porção da época.

Padrão normal do sono nos humanos

Nos seres humanos, o sono REM alterna-se com o NREM em intervalos que variam de 70 a 110 min. Cada sequência REM-NREM forma um ciclo de sono que se alterna de 4 a 6 vezes durante a noite, dependendo do tempo total do sono.[6] O tempo ideal deste é relativo e varia de indivíduo para indivíduo, sendo a média geral da população de 7 a 8 h.[7]

Um ciclo normal de sono, geralmente, inicia-se após a vigília relaxada com o estágio N1, seguido do estágio N2 e, aproximadamente após 45 min do início do sono, ocorre gradualmente uma evolução para o estágio N3. Cerca de 45 min após, ocorrem a superficialização do sono para o estágio N2 e, em seguida, o primeiro episódio de sono REM, o qual permanece por cerca de 2 a 5 min, delimitando o final do ciclo.[5]

DISTÚRBIOS DO SONO

Existem diversos fatores que podem interferir na arquitetura do sono, dentre os quais os distúrbios do sono. Como todas as patologias, os distúrbios podem ser agrupados de acordo com o esquema que relacione entre si certas características ou sintomas similares.

SONO, DISTÚRBIOS DO SONO E O EXERCÍCIO FÍSICO | 13

Em razão dos inúmeros distúrbios do sono descritos, foi publicada a Classificação Internacional de Distúrbios do Sono (*International Classification of Sleep Disorders* – ICSD).[8] Essa classificação tem como objetivo descrever os distúrbios do sono e dos despertares, baseando-se em evidências científicas e clínicas. A ICSD-2005 fornece a descrição detalhada de 88 distúrbios do sono, apresentando oito categorias principais:

- Insônia.
- Distúrbios respiratórios relacionados ao sono.
- Hipersonias de origem central, não causadas pelos distúrbios do ritmo circadiano do sono.
- Distúrbios respiratórios relacionados ao sono ou outras causas da interrupção do sono noturno.
- Distúrbios do ritmo circadiano do sono.
- Parassonias.
- Distúrbios do movimento relacionados ao sono.
- Sintomas isolados, variantes aparentemente normais e de importância não resolvida.

Entre os principais distúrbios do sono que afetam a população, destacam-se a insônia, a apneia, a síndrome das pernas inquietas e o movimento periódico das pernas.

Insônia

A insônia é um distúrbio do sono de característica heterogênea, o qual pode ocorrer isoladamente ou estar associado a outros distúrbios do sono. Os tipos de insônia, geralmente, são diagnosticados de acordo com os sintomas do paciente. Se este relata dificuldade para iniciar o sono, apresenta insônia inicial; se não consegue manter o sono por acordar diversas vezes durante a noite, tem insônia de manutenção; se acorda muito cedo e não consegue voltar a dormir, tem insônia final/terminal. Esses sintomas de insônia podem ocorrer isoladamente ou em conjunto, podendo apresentar-se de forma aguda ou crônica.[8]

Os exames polissonográficos de pacientes com insônia podem apresentar aumento da latência do sono, aumento do número de despertares do EEG, aumento do tempo acordado após o início do sono e redução da eficiência do sono e do tempo total de sono. Em relação aos estágios do sono, os insones podem apresentar aumento nos estágios 1 e 2 do sono NREM e, consequentemente, uma redução no sono de ondas lentas (estágios 3 e 4 do sono NREM) e no sono REM. Outro parâmetro que pode ser observado é o padrão alfa-delta, o qual é caracterizado pela intrusão da frequência alfa no sono de ondas lentas.[9]

Epidemiologia

A prevalência da insônia na população mundial está entre 10 e 48%. No entanto, essa estimativa pode ser influenciada por diversos fatores, dentre os quais as características da população estudada, a definição da insônia,[10] ou Classificação Internacional de Distúrbios do Sono,[8] as percepções regionais (p. ex., da necessidade de sono). Um estudo realizado em Bambuí (Brasil) demonstrou que a prevalência da insônia pode abranger de 12 a 76% da população, dependendo dos critérios de definição de insônia que são usados.[11]

A estimativa da prevalência da insônia crônica nos Estados Unidos está entre 10 e 15%.[12]

No Brasil, Pires *et al.*[13] demonstraram que, na cidade de São Paulo, a prevalência da insônia vem aumentando ao longo dos anos. Em 1987, 13,9% dos entrevistados apresentavam queixas de dificuldades para iniciar o sono, 15,8% para manter o sono e 10,6% de despertar precoce. Em 1995, as queixas de dificuldade para iniciar o sono foram observadas em 19,1% da população estudada, para manter o sono em 27,6% e de despertar precoce em 14,2%.

De acordo com Poyares e Tufik,[14] cerca de 20% dos insones da cidade de São Paulo relatam ingerir medicamentos para dormir, sendo os mais consumidos os benzodiazepínicos. Um estudo epidemiológico mais recente, realizado com o objetivo de investigar as queixas de sono na população brasileira, demonstrou que, em uma amostra representativa de 2.110 brasileiros, 63% relataram algum tipo de distúrbio do sono, sendo essa prevalência similar em todas as regiões brasileiras e entre os pequenos e os grandes centros. A insônia foi a queixa mais prevalente, sendo observada em 33% da população. No entanto, quando avaliadas separadamente, as mulheres apresentaram uma prevalência maior, de aproximadamente 40%. Nesse estudo, os indivíduos com queixas de insônia também apresentaram um aumento nas queixas de movimentos de pernas (53%), nas queixas de pausas na respiração durante o sono (50%) e nos pesadelos (48%).[15]

Outro estudo brasileiro, realizado com o objetivo de verificar a prevalência de insônia na população adulta, demonstrou que, no Estado do Mato Grosso do Sul, 19,9% da população têm queixas de insônia, sendo a frequência ainda maior entre as mulheres (25,2%) e as pessoas separadas (31,1%). O uso de hipnóticos foi relatado por 7,9% dos participantes do estudo e por 43,5% dos insones.[16]

Alguns fatores podem contribuir para a prevalência da insônia, entre eles, o gênero feminino, o envelhecimento, as doenças clínicas ou transtornos mentais e o trabalho em turnos.[9]

Os mecanismos pelos quais a insônia se estabelece ainda não estão bem definidos. Petitjean *et al.*,[17] em um estudo experimental, sugeriram que a insônia primária seria reflexo de um déficit da atividade serotoninérgica. Outros estudos indicaram que a hiperexcitação da insônia primária seja uma reação secundária ao estresse da insônia, tanto pelo aumento de catecolaminas como pela ativação do eixo hipotálamo-hipófise-adrenal.[18,19]

Por outro lado, Vgontzas *et al.*[20] sugeriram que o aumento da resposta do eixo hipotálamo-hipófise-adrenal dos insones se origina pela hiperexcitabilidade do sistema nervoso central, e não pela privação de sono. Além disto, Nishino *et al.*[21] sugeriram uma relação positiva e significante dos níveis de hipocretina (peptídeos secretados no hipotálamo lateral, com ação de neurotransmissor excitatório) com a latência do sono, ou seja, quanto mais alta a concentração de hipocretina, maior a dificuldade para iniciar o sono.

Além das teorias fisiológicas, existe uma psicofisiológica. Essa teoria baseia-se na observação de aumento das atividades beta e gama no EEG, e a consequente alteração na percepção de sono dos indivíduos, o que explicaria o fato de os relatos subjetivos dos insones discordarem da polissonografia quanto ao tempo total de sono.[22]

Tratamento farmacológico

Nos últimos anos, muitas substâncias têm sido utilizadas para induzir ao sono. Algumas deixaram de ser utilizadas devido aos seus efeitos colaterais e/ou potenciais para causar tolerância e dependência química. Os benzodiazepínicos foram sempre os mais utilizados; no entanto, a partir da década de 1990, passaram a ser sintetizados compostos "não benzodiazepínicos" (o zolpidem, o zaleplom e o zopiclone). Esses fármacos, embora sejam hipnóticos (agem na indução do sono), alteram menos a estrutura do sono, são mais bem tolerados e estão raramente associados à tolerância e à dependência. A ação desses medicamentos é, principalmente, na redução da latência do sono e no aumento do tempo total do sono.[14,23]

Tratamento não farmacológico

As terapias não medicamentosas podem ser realizadas individualmente ou em grupo, sendo geralmente prescritas de acordo com os sintomas do paciente. Para que elas sejam consideradas efetivas, devem diminuir a latência do sono, aumentar o tempo total do sono[24] (Ringdahl *et al.*, 2004) e melhorar o funcionamento diurno dos pacientes.[25] Segundo Ringdahl *et al.*,[24] o aumento no tempo total do sono deve ser superior a 30 min e a latência do sono deve ser reduzida para um tempo inferior a 30 min. As terapias mais estudadas são: a cognitivo-comportamental; a de controle de estímulos; a de restrição de sono; a de relaxamento; a de intenção paradoxal; a higiene do sono; a fototerapia; e o exercício físico.[26]

Síndrome das pernas inquietas e movimento periódico das pernas

A síndrome das pernas inquietas (SPI) e o movimento periódico das pernas (MPP) são patologias com características distintas, e a descrição do MPP foi realizada em função da SPI.[27,28]

PSICOBIOLOGIA DO EXERCÍCIO

A presença da SPI e do MPP tem demonstrado uma redução na qualidade de vida do paciente devido a uma diminuição da qualidade e eficiência do sono acompanhada de uma sonolência diurna.[29]

A SPI tem como característica uma grande dificuldade para iniciar o sono relatado pelos pacientes. Os sintomas sensoriais e motores são características presentes nessa síndrome, em que os pacientes descrevem um desejo incontrolável de movimentar os membros inferiores acompanhado de sensações de "arrastamento" e "comichões" das pernas, que normalmente piora ao relaxar ou ao iniciar a noite.[27]

Por outro lado, o MPP se caracteriza por uma extensão rítmica dos membros inferiores, seguida de uma dorsoflexão do tornozelo, ocasionando uma flexão dos joelhos e uma ativação motora generalizada nos membros inferiores. Os movimentos duram, em média, de 0,5 a 5 s e ocorrem com uma frequência de 1 a cada 20 a 40 s, podendo cada episódio do MPP durar de alguns minutos a horas.[30]

Os estudos polissonográficos demonstram a existência do MPP em cerca de 70 a 90% dos pacientes com a SPI. No entanto, a estimativa é de que 30% dos pacientes com o MPP apresentem a SPI.[31]

O MPP pode ser observado em três graus de gravidade:[28]

- Leve, quando ocorrem de 5 a 24 movimentos/hora (mov/h), resultando em sonolência durante o dia.
- Moderado, quando ocorrem de 25 a 49 mov/h, resultando em insônia e sonolência moderadas a intensas.
- Grave, quando ocorrem mais de 50 mov/h com 25 despertares por hora, ocasionando sonolência e insônia intensas.

Epidemiologia

Estudos recentes com relação à epidemiologia da SPI em diferentes populações apontam para uma prevalência que varia entre 5 e 15%, de acordo com o método e a população analisada.[32] Embora tenha sido identificado que há um aumento da prevalência e agravamento dos sintomas com a idade,[33] o início da sintomatologia varia e pode ocorrer na infância.[34]

Em um estudo realizado por Bixler *et al.*,[35] houve prevalência do distúrbio MPP de 5% nos indivíduos de 30 a 50 anos, 29% nos indivíduos de 51 a 64 anos e 44% nos indivíduos acima dos 65 anos.

A SPI pode apresentar-se como primária ou secundária, tendo a forma primária, possivelmente, uma origem genética, existindo uma associação familiar que varia entre 40 e 60%,[36] através de uma herança provavelmente autossômica dominante.[37]

Deve-se ressaltar que a SPI não é causada por fatores psiquiátricos nem por estresse, mas estes podem contribuir para os sintomas da SPI ou mesmo exacerbá-los.

Diferentes possibilidades estão sendo descritas pela comunidade científica, demonstrando que a SPI pode estar envolvida com uma deficiência nos níveis de ferro,[38] gravidez,[39] uremia,[40] entre outros. Doenças como artrite reumatoide, Parkinson e fibromialgia também apresentam associações já documentadas na literatura científica.[41]

Alguns medicamentos também podem interferir no aparecimento dos sintomas da SPI, como, por exemplo, antidepressivos tricíclicos,[42] inibidores seletivos da recaptação de serotonina[43] e antagonistas dopaminérgicos.[44]

Fatores adversos diretamente relacionados com a SPI/MPP incluem desconforto, distúrbios no sono, sonolência diurna e fadiga. Essas consequências podem acarretar um impacto secundário na qualidade de vida desses indivíduos, afetando assim suas atividades diárias, sociais e familiares.[37]

Fisiopatologia

A fisiopatologia da SPI/MPP continua incerta e pouco conhecida. No entanto, através de análises dos resultados terapêuticos obtidos com a utilização de agonistas dopaminérgicos, sugere-se um envolvimento de disfunções do sistema dopaminérgico afetando o sistema nervoso central.[45]

Resultados de estudos com tomografia por emissão de pósitrons (PET)[46] e tomografia computadorizada por emissão de fóton único (SPECT)[47] demonstraram uma disfunção pré e pós-sináptica para receptores D2 na região dos gânglios da base, embora os estudos ainda apresentem resultados contraditórios.

Tratamento

A gravidade da SPI/MPP varia de paciente para paciente. Portanto, até o presente momento, não foram identificados medicamentos que, isoladamente ou em associação, possam ser indicados para todos. Os pacientes e os médicos devem atuar em conjunto para encontrar a melhor opção para cada caso específico, visto que ainda não há consenso na literatura e na prática clínica sobre um tratamento padronizado ou mais adequado.

O tratamento da SPI/MPP pode ser preconizado por meio farmacológico ou não farmacológico. No tratamento farmacológico, podemos destacar os agentes dopaminérgicos como a levodopa, opioides, benzodiazepínicos e anticonvulsivantes.[48] Os opioides são utilizados nas formas graves da doença, geralmente em associação com outros fármacos.[49] Agentes dopaminérgicos como a levodopa são considerados terapia de primeira escolha por apresentarem uma ótima eficácia durante o tratamento;[50] entretanto, a dosagem deve ser acompanhada com cautela, salientando as possibilidades de efeitos adversos, tais como: náuseas, hipotensão arterial, tonturas e sonolência diurna, enfatizando uma consequência importante do tratamento com esses fármacos, que é o fenômeno do "*augmentation*".[51]

Síndrome da apneia obstrutiva do sono (SAOS)

A SAOS é caracterizada por eventos recorrentes de obstrução da via aérea superior (VAS) durante o sono, associados a sinais e sintomas clínicos. A obstrução

18 | PSICOBIOLOGIA DO EXERCÍCIO

manifesta-se de forma contínua, envolvendo um despertar relacionado ao esforço respiratório aumentado, uma limitação, redução (hipopneia) ou cessação completa (apneia) do fluxo aéreo na presença dos movimentos respiratórios. A interrupção da ventilação resulta, em geral, em dessaturação da oxi-hemoglobina e, nos eventos prolongados, em hipercapnia[52] (Bittencourt, 2008). Os eventos são com frequência finalizados por despertares, o que provoca a fragmentação do sono.[5,53]

A SAOS é um problema de saúde pública[54] por ser uma doença crônica, progressiva, incapacitante, com alta mortalidade e morbidade cardiovascular e atingir 9% da população masculina entre 30 e 60 anos, e 4% da população feminina após a menopausa, com maior prevalência em faixas etárias avançadas.[55] Em um estudo recente realizado na cidade de São Paulo,[56] 32,9% dos 1.042 participantes apresentaram SAOS, que se mostrou mais frequente em homens (40,6% em homens *vs.* 26,1% em mulheres), em indivíduos com idade acima de 50 anos e com maior grau de obesidade (frequência de 64,1% em indivíduos com índice de massa corporal [IMC] > 35 kg/m^2). O gênero masculino é o mais afetado devido às diferenças anatômicas da VAS e cervical, perfil hormonal e distribuição adiposa do tipo central nos homens (tronco e pescoço).[57]

Nesse contexto, o excesso de peso é responsável por mais da metade da prevalência da SAOS.[58,59] Entretanto, o impacto do IMC na SAOS é menos importante em pacientes com idades acima de 60 anos.[59] As alterações de massa corporal têm sido associadas com a gravidade da SAOS.[60] Em indivíduos sem SAOS ou com SAOS leve, um ganho de 10% no peso corporal aumenta 6 vezes as chances de desenvolver SAOS moderada ou grave.[61]

Sintomas da SAOS

Durante o sono, pacientes com SAOS apresentam roncos altos, pausas respiratórias, sono agitado com múltiplos despertares, noctúria e sudorese.[8,57] O sinal noturno dominante é o ronco que geralmente é alto, chegando até mesmo a prejudicar o sono do companheiro de cama ou de familiares próximos. Os episódios de apneia caracterizam-se por pausas respiratórias e, geralmente, o término da apneia é associado com ronco explosivo (ressuscitativo) semelhante a "engasgos".[52]

Pela manhã, o paciente se sente cansado e com a "boca seca". O sintoma diurno mais importante é a sonolência excessiva, mais evidente quando o paciente está em situação relaxada, como sentado, lendo ou assistindo televisão. A incapacidade de controlar a sonolência dificulta a participação em reuniões, assistir a concertos, teatro, cinema e outras atividades. Nos casos de sonolência extrema, o paciente pode adormecer em situações ativas, como conversação, refeições, operando máquinas ou dirigindo, o que pode acarretar acidentes em casa, no trabalho ou nas estradas. Esses últimos constituem uma das causas de mortalidade da SAOS.[52,62] A sonolência excessiva está relacionada à fragmentação do sono e, possivelmente, também à hipoxemia recorrente e aumenta o risco de acidentes automobilísticos

SONO, DISTÚRBIOS DO SONO E O EXERCÍCIO FÍSICO | **19**

(2 a 12 vezes maior do que na população normal) e de trabalho entre os pacientes com SAOS.[63] A intensidade da sonolência varia de um paciente para outro.[52]

Durante a vigília, os pacientes com SAOS também apresentam déficits de memória, atenção, aprendizado e raciocínio, irritabilidade, sintomas depressivos, ansiedade, cochilos, cefaleia matinal, impotência sexual e alterações de personalidade.[8,57,64,65]

Existem alguns fatores que estão associados à SAOS como a hipertensão arterial sistêmica (HAS), hipertensão pulmonar, arritmias cardíacas relacionadas ao sono, angina noturna, refluxo gastroesofágico, prejuízo da qualidade de vida e insônia.[53] Existe uma forte associação entre a SAOS e a HAS; 40 a 81% dos pacientes com SAOS apresentam HAS independentemente de peso, idade e sexo, e 26 a 48% dos hipertensos apresentam SAOS.[66]

Diagnóstico da SAOS

Existe uma série de questionários padronizados e validados disponíveis na literatura médica para o diagnóstico qualitativo da SAOS.[67,68] Dentre as variáveis analisadas e consideradas de grande valor preditivo, temos a medida da circunferência cervical, o índice de massa corporal (IMC), a história de hipertensão arterial sistêmica, a presença de ronco intenso e contínuo e o relato de apneias noturnas referidas por terceiros.[69-71]

Os principais achados do exame físico na SAOS são a obesidade (IMC $\geq$ 30 kg/m^2), circunferência cervical maior que 43 cm nos homens e 38 cm nas mulheres, circunferência abdominal acima de 95 cm nos homens e 85 cm nas mulheres, classificação de Mallampati modificada (classes III e IV), hipertrofia de tonsilas palatinas (graus III e IV) e presença de palato ogival.[52]

Contudo, o diagnóstico de confirmação é feito pela PSG,[8] que fornece o índice de apneia e hipopneia (IAH: número de eventos respiratórios por hora de sono) utilizado para o diagnóstico da SAOS. Para diagnosticar a SAOS no adulto, devemos observar a presença dos itens **A + B + D** ou **C + D**, descritos a seguir:

A) No mínimo, uma queixa de: (1) episódios de sono não intencionais durante a vigília, sonolência diurna excessiva (SDE), sono não reparador, fadiga ou insônia; (2) acordar com pausas respiratórias, engasgos ou asfixia; (3) companheiro(a) relata ronco alto e/ou pausas respiratórias durante o sono. **B)** Polissonografia (PSG) apresentando: cinco ou mais eventos respiratórios obstrutivos detectáveis (apneia e/ou hipopneia e/ou despertar relacionado ao esforço respiratório – DRER) por hora de sono; evidências de esforço respiratório durante todo um evento ou parte de cada evento. **C)** Polissonografia apresentando: 15 ou mais eventos respiratórios obstrutivos detectáveis (apneia/hipopneia e/ou DRER) por hora de sono; evidência de esforço respiratório durante todo um evento ou parte de cada evento. **D)** O distúrbio não pode ser mais bem explicado

20 | PSICOBIOLOGIA DO EXERCÍCIO

por outro distúrbio do sono, doenças médicas ou neurológicas, uso de medicações ou distúrbio por uso de substâncias.[8]

A SAOS leve é associada a sonolência excessiva leve, ou seja, durante as atividades que exigem pouca atenção, como assistir televisão, ler ou viajar na condição de passageiro, e a um baixo IAH, entre 5 e 15 eventos por hora. A SAOS moderada está associada com a sonolência excessiva durante as atividades que exigem alguma atenção como em reuniões ou apresentações e com um IAH moderado, entre 15 e 30 eventos por hora. Os sintomas produzem alteração na função social ou ocupacional. Já a SAOS grave associa-se com a sonolência excessiva durante as atividades que exigem maior atenção, como comer, caminhar, conversar e dirigir, e com um IAH superior a 30 eventos/hora. Os sintomas provocam marcada alteração na função social ou ocupacional.[53]

Tratamentos da SAOS

As medidas atualmente recomendadas no tratamento clínico geral são a redução da massa gorda; o tratamento de doenças endócrinas, como hipotireoidismo e acromegalia; a eliminação de substâncias sedativas, como álcool e medicamentos tranquilizantes, principalmente benzodiazepínicos; a recomendação de terapia posicional, evitando o decúbito dorsal; o uso de corticoides tópicos nasais, quando necessários, e a adoção de medidas antirrefluxo, quando necessárias.[72,73] Sabe-se que o aumento da massa gorda correlaciona-se com a gravidade e a frequência da apneia e da hipoxemia, e, assim, uma suficiente perda de massa gorda poderia melhorar os sintomas da SAOS.[74,75]

CPAP (*continuous positive airway pressure*: pressão positiva contínua em vias aéreas)

O CPAP é um aparelho que gera e direciona um fluxo contínuo de ar por meio de um tubo flexível para uma máscara nasal firmemente aderida à face do paciente. Quando a pressão positiva passa através das narinas, ocorre a dilatação de todo o trajeto da VAS. Devido à maior susceptibilidade ao colapso da VAS dos pacientes com SAOS, o CPAP é a primeira escolha de tratamento.[76]

Os benefícios do uso do CPAP são a abolição das apneias, o aumento da saturação da oxi-hemoglobina e a diminuição dos despertares relacionados aos eventos respiratórios.[74] O padrão de sono modifica-se já na primeira noite de uso do CPAP.[75] Ocorre uma redução da sonolência diurna excessiva que é proporcional ao tempo de sono usando o CPAP.[76] Também ocorre melhora nas funções neuropsíquicas, no desempenho subjetivo do trabalho e nos escores de depressão e de qualidade de vida.[76] O CPAP reduz as alterações cardiovasculares noturnas, pode ou não diminuir a HAS e a frequência de acidentes automobilísticos, além de melhorar a sobrevida dos pacientes.[74,76] O CPAP ajustado numa pressão adequada é quase sempre eficaz no tratamento da SAOS, sendo o fator limitante a sua aceitação e adesão.[76]

SONO E EXERCÍCIO FÍSICO

Muitos estudos epidemiológicos têm indicado uma associação positiva entre a prática de exercícios físicos e a qualidade do sono.[77] De forma geral, as pesquisas sobre o sono e o exercício físico têm sido focadas nos efeitos agudo e crônico do exercício físico. Algumas hipóteses são sugeridas para explicar esses efeitos, entre elas a termorregulatória, a de conservação de energia e a restauradora.[78] Mais recentemente, outras hipóteses vêm sendo estudadas, sendo as principais o efeito ansiolítico e antidepressivo do exercício físico.[79]

A primeira e a mais estudada é a hipótese termorregulatória. Esta sugere que um aumento da temperatura corporal proporcionado pela prática de exercícios físicos facilitaria o disparo do início do sono devido à ativação dos mecanismos de dissipação de calor, processos esses controlados pelo hipotálamo. Além disso, sugere-se que o aumento do sono de ondas lentas decorrente da prática de exercícios físicos é mediado pelo aumento da temperatura corporal.[80] De acordo com Horne e Moore,[80] o sono de ondas lentas é o melhor e o mais profundo dos estágios do sono, sendo responsável pela restauração física. Assim, a sugestão dessa hipótese é que aumentar o sono de ondas lentas significa melhorar a qualidade do sono.

A hipótese da conservação de energia sugere que o aumento do gasto energético promovido pelo exercício físico durante a vigília aumentaria a necessidade do sono a fim de alcançar um balanço energético positivo, restabelecendo uma condição adequada para um novo ciclo de vigília.[78]

A terceira hipótese, denominada restauradora, pressupõe que a alta atividade catabólica durante a vigília reduz as reservas energéticas, aumentando a necessidade do sono e, desse modo, favorecendo a atividade anabólica.[81]

Em relação ao mecanismo da redução dos níveis de ansiedade, Youngstedt[79] sugeriu este como a mais plausível justificativa para explicar os efeitos do exercício físico na qualidade do sono. Como a ansiedade é um dos marcadores da insônia, um estímulo capaz de reduzi-la poderia promover o sono. Nesse sentido, O'Connor et al.[82] sugeriram que o exercício físico agudo poderia reduzir o estado de ansiedade e a sua prática crônica poderia resultar em um reduzido traço de ansiedade.

A teoria antidepressiva sugere como um dos efeitos do exercício físico crônico a redução da depressão.[83] Existem evidências de que a insônia seja um fator de risco para o desenvolvimento da depressão, assim como de que possa decorrer desse transtorno psiquiátrico. Está bem estabelecida na literatura a ação de diversos tratamentos antidepressivos na redução do sono REM.[84] Como um dos efeitos do exercício físico agudo é a redução do sono REM,[85] a prática regular de exercícios físicos poderia ser uma alternativa para reduzir o nível de depressão e, em consequência, promover o sono.

Desde a década de 1980, muitos estudos experimentais têm sido realizados com o objetivo de verificar a relação entre o exercício físico e a qualidade do sono.

22 | PSICOBIOLOGIA DO EXERCÍCIO

A mudança mais comumente observada é o aumento do sono de ondas lentas.[80,86-89] No entanto, alguns estudos têm demonstrado um aumento na latência para o sono REM e uma diminuição no percentual desse estágio,[86-88] enquanto outros notaram um aumento no tempo total do sono e redução na latência para o início do sono.[85,90] As variáveis relacionadas ao exercício físico (intensidade e volume) são extremamente importantes, devendo ser consideradas nas práticas de prescrição, pois influem diretamente na qualidade e na eficiência do sono.[78,85] Outro fator que determina o efeito do exercício físico no padrão de sono é o horário em que ele é realizado. As recomendações da higiene do sono sugerem existir efeitos benéficos, quando o exercício físico é realizado ao final da tarde, e prejudiciais, quando realizado próximo ao horário de dormir.[78] No entanto, é importante ressaltar que essas recomendações dependem da intensidade do exercício físico e do tipo da capacidade física da população avaliada.[91]

Como a maioria dos estudos é realizada com indivíduos que apresentam um padrão normal de sono, importantes alterações decorrentes da prática de exercícios físicos podem não ser observadas. Diante disso, alguns autores têm sugerido que, em pesquisas futuras, as intervenções cujo objetivo é verificar os efeitos do exercício físico na qualidade do sono sejam realizadas com pacientes portadores de distúrbios do sono. Desse modo, seria possível verificar a possibilidade ou a impossibilidade de recomendar a prática de exercícios físicos como uma terapia não farmacológica.[79]

DISTÚRBIOS DO SONO E EXERCÍCIO FÍSICO

Insônia

De forma geral, os estudos epidemiológicos têm correlacionado a qualidade de sono com a prática de atividades físicas. Um estudo realizado na cidade de São Paulo, com voluntários saudáveis e idades acima dos 25 anos, demonstrou que as pessoas fisicamente ativas têm menos queixas de insônia que pessoas sedentárias.[92] Outro estudo descreveu que, a despeito das atividades sociais realizadas durante o dia, quanto maior é o nível de atividade física habitual de idosos, menor a incidência de insônia crônica relacionada ao envelhecimento.[93]

Alguns estudos clínicos têm procurado avaliar os efeitos do exercício agudo (uma sessão) e do exercício crônico (programa de exercícios) no sono de pessoas com queixas de insônia e também naquelas com insônia crônica. Quanto aos efeitos dos exercícios aeróbios, o primeiro estudo realizado com esse objetivo foi descrito, em 1995, por pesquisadores da Universidade de Stanford, nos Estados Unidos. Após 4 semanas de intervenção com exercício aeróbio moderado (caminhada), realizado ao final da tarde, associado à higiene do sono, os pesquisadores observaram, na actigrafia, uma tendência, não significativa, de aumento no tempo total de sono (TTS) e de redução na latência de sono (LS) e no tempo acordado após o início do sono (TAS) dos pacientes adultos com insônia psicofisiológica.[94]

Mais recentemente, Passos *et al.*[95] avaliaram o efeito agudo de três diferentes tipos de exercício físico (aeróbio moderado – caminhada; aeróbio intenso – corrida; e resistido moderado – musculação) no padrão do sono e no estado de ansiedade de pacientes adultos com insônia crônica primária. Os resultados significativos foram observados somente após a sessão de exercício aeróbio moderado. Houve uma redução de 55% na LS e de 30% no tempo total acordado (TTA), e um aumento de 18% no TTS e de 13% na eficiência do sono (ES), avaliados por polissonografia. No estado de ansiedade, também foi observada uma redução significativa de 15%.

Com o envelhecimento ocorre um aumento da prevalência dos distúrbios do sono de forma geral, incluindo as queixas de insônia crônica. Os efeitos do exercício aeróbio moderado na qualidade do sono foram investigados por King *et al.*,[96] em pacientes com queixas de insônia. Nesse estudo, observaram-se, após 16 semanas com exercícios aeróbios moderados, ocorrência de aumento na duração do sono e redução na latência do sono. Outro estudo do mesmo grupo demonstrou, na polissonografia, após 12 meses de intervenção com exercícios aeróbios moderados, uma redução no estágio 1 seguida de um aumento no estágio 2 do sono NREM, além de redução no número de despertares do EEG, durante o primeiro terço do TTS.[96] Em um estudo recente sobre pacientes idosos com insônia crônica, foi possível observar melhoras na qualidade do sono, na depressão e na qualidade de vida dos pacientes após 16 semanas de intervenção com exercício aeróbio moderado.[97]

Síndrome das pernas inquietas e movimento periódico das pernas

Estudos epidemiológicos vêm demonstrando a associação entre a SPI e o MPP com a atividade física.[98,99] Essas evidências são baseadas em vários fatores e apoiam o papel do exercício físico como uma intervenção não farmacológica para esses distúrbios do movimento relacionados ao sono.

De Mello *et al.*[100-102] avaliaram, em lesionados medulares, que o exercício físico agudo (teste de esforço máximo) e o exercício crônico (treinamento por 44 dias no limiar ventilatório 1) reduziram significativamente o MPP durante o sono, visto que os efeitos do exercício físico não foram significativamente diferentes dos resultados obtidos quando tratados com L-dopa, que é o tratamento preconizado para a SPI-MPP.

Já em estudo realizado em 2009 por Esteves *et al.*,[103] verificou-se haver melhora no padrão do sono e redução nos índices de MPP após a prática de exercício físico agudo e crônico, demonstrando também uma correlação negativa entre a liberação da β-endorfina e os índices de MPP, ou seja, os voluntários que apresentaram maiores níveis de β-endorfina plasmática, após um teste de esforço máximo, foram os que apresentaram maior redução nos índices de MPP.

Giannaki *et al.*[104] avaliaram os efeitos de uma única sessão de exercício físico nos MPP durante a hemodiálise. Os resultados demonstraram que tanto a sessão de 45 min de exercícios físicos sem resistência quanto a sessão a 60% do consumo de oxigênio foram igualmente eficazes em reduzir significativamente o MPP em pacientes com SPI em relação ao cenário de não exercício físico.

Aukerman *et al.*[105] realizaram um estudo envolvendo um programa de exercício físico combinado com o intuito de analisar a sua efetividade nos sintomas da SPI. Esses autores avaliaram 23 voluntários (11 do grupo experimental e 12 do grupo-controle), que, durante 12 semanas, foram submetidos a exercícios aeróbios e a exercícios resistidos (musculação) com frequência de 3 vezes por semana. Os resultados demonstraram que, a partir da sexta semana, os sintomas da SPI apresentaram uma redução significativa em relação ao grupo-controle, não havendo diferença significativa da sexta semana em relação à 12ª. Recentemente, Esteves *et al.*[106] demonstraram, em pacientes com SPI, uma redução significativa nos sintomas da síndrome após 36 sessões de exercício físico aeróbio, reafirmando a eficácia dessa prática na diminuição dos sintomas da SPI.

Esses estudos demonstraram que o exercício físico (aeróbio e resistido) pode ser visto como um componente efetivo na melhora dos sintomas da SPI e do MPP em diferentes populações, sendo considerado em casos mais graves como um complemento ao tratamento farmacológico.

Síndrome da apneia obstrutiva do sono (SAOS)

O baixo nível de aptidão física é um dos principais fatores de risco para a SAOS.[107] O exercício físico é primariamente recomendado para perda de massa gorda, mas pode também alterar a estrutura do sono.[108] Hong e Dimsdale[109] mostraram que a atividade física regular foi significativamente correlacionada com maior vitalidade e vigor e com menor fadiga. Nesse grupo de pacientes com SAOS, o nível de atividade física foi melhor preditor das percepções de vitalidade e fadiga do que a gravidade da SAOS.

Alguns pesquisadores avaliaram os efeitos de um programa de treinamento físico de 6 meses em pacientes com SAOS leve a grave. Houve uma redução significativa do índice de distúrbio respiratório (IDR), mas não houve alteração significativa no sono REM nem no tempo total de sono (TTS). Parece que os pacientes usaram o CPAP associado ao treinamento físico, mas isso não está claro na metodologia do estudo.[110] Norman *et al.*[107] observaram melhoras no IAH, TTS, eficiência do sono, número de despertares, sonolência subjetiva diurna, qualidade de vida (limitação por aspectos físicos e vitalidade) e estado de humor (vigor aumentado e fadiga reduzida) após 6 meses de um programa de exercício físico supervisionado em pacientes com SAOS leve a moderada. Foram observadas melhoras na carga média de treinamento físico e reduções significativas no peso corporal e índice de massa corporal (IMC). Nesse estudo, os dados foram analisados conjuntamente, embora apenas 5 dos 9 pacientes tivessem usado CPAP regularmente durante o estudo, associado ao treinamento físico.

Em outro estudo, pacientes com SAOS moderada a grave e previamente tratados com CPAP foram submetidos a um programa de treinamento físico supervisionado por 6 meses. Houve uma redução significativa do índice de distúrbio respiratório de 32,8 para 23,6 eventos/h após o período de treinamento físico. Esses autores avaliaram pacientes que já estavam sendo tratados com CPAP por 3 meses ou mais para reduzir a influência da doença nos efeitos do exercício.[111] Recentemente, alguns autores demonstraram melhora no IAH, qualidade de vida, qualidade do sono e capacidade física após 3 meses de exercícios aeróbios e respiratórios (3 vezes por semana e 1h e 30 min por sessão) em pacientes SAOS sem tratamento com CPAP.[112] Ueno *et al.*[113] mostraram que 4 meses de treinamento físico aeróbio (3 vezes por semana e 1 h por sessão) reduzem a gravidade da SAOS em pacientes com insuficiência cardíaca. Esses pacientes apresentaram melhoras no IAH, na saturação mínima de oxigênio e na quantidade de sono de ondas lentas. Além disso, houve melhora do fluxo sanguíneo, da capacidade física e da qualidade de vida. Kline *et al.*[114,115] demonstraram que 3 meses de treinamento físico (aeróbio e resistido) de intensidade moderada melhoraram os sintomas depressivos, o vigor, a capacidade física, a saúde mental e a vitalidade em pacientes com SAOS moderada. Além disso, embora os pacientes não tivessem apresentado redução significativa do peso corporal, foram observadas reduções do IAH e do índice de dessaturação de oxigênio após o treinamento físico.

Recentemente, Ackel-D´Elia *et al.*[116] demonstraram que 2 meses de treinamento físico aeróbio (3 sessões por semana com 1 h de duração cada), associado ao CPAP podem ser seguramente prescritos para pacientes com SAOS moderada a grave. Os autores observaram um impacto positivo na sonolência subjetiva diurna, na qualidade de vida (capacidade funcional e estado geral de saúde) e no estado de humor (tensão e fadiga). De acordo com esses autores, o treinamento físico pode ser considerado como um coadjuvante ao tratamento com o CPAP em pacientes com SAOS moderada e grave.

No entanto, como o exercício físico apresenta vários componentes em relação à modalidade (aeróbio, resistido, combinado), duração (agudo, crônico) e intensidade (leve, moderado e extremo), podendo ser realizado em vários momentos do dia, é importante ressaltar a importância de um acompanhamento profissional para alcançar os objetivos esperados com o máximo de eficiência.

Referências bibliográficas

1. Berger H. Uber das Elektronkephlogramm des Menschen. *Arch Psychiatr Nervenk*, 1929; *87*:527-570.
2. Loomis AL, Harvey EN, Hobart GA. Cerebral states during sleep as studies by human brain potencials. *J Exp Psychol*,1937; *21*:124-144.

26 | PSICOBIOLOGIA DO EXERCÍCIO

3. Aserinsk E, Kleitman N. Regularly occurring periods of eye motility, and concomitant phenomena, during sleep. *Science*. 1953; *4*;118(3062):273-4.

4. Rechtschaffen A, Kales A. *A manual of standardized terminology, techniques and scoring system for sleep stages of human subjects*. Washington: US Government Printing Office, 1968.

5. Iber C *et al*. *The AASM manual for the scoring of sleep and associated events: rules, terminology and technical specifications*. Wetchester, IL: American Academy of Sleep Medicine, 2007.

6. Silva RS. Introdução ao estagiamento do sono humano. *Braz J Epilepsy Clin Neurophysiol*. 1996; *3*(2):187-199.

7. Pinto Junior LR. Insônia. *In:* Tufik S (ed.). *Medicina e Biologia do Sono*. Barueri, SP: Manole, 2008; 206-17.

8. American Academy of Sleep Medicine (AASM). *The International Classification of Sleep Disorders: Diagnostic and Coding Manual*. 2nd ed. Westchester, IL: Diagnostic Classification Steering Committee, 2005.

9. Kryger MH, Roth T, Dement W (eds.). *Principles and practice of sleep medicine*, 4th ed. Philadelphia: Elsevier Saunders, 2005.

10. American Psychiatric Association. *Diagnostic and Statistical Manual of Mental Disorders (DSM-IV)*, 4th ed. Washington, American Psychiatric Press, 1994.

11. Rocha FL, Guerra HL, Lima-Costa MF. Prevalence of insomnia and associated socio-demographic factors in a Brazilian community: the Bambui study. *Sleep Med*, 2002 Mar; *3*(2):121-6.

12. Ohayon MM. Epidemiology of insomnia: what we know and what we still need to learn. *Sleep Med Rev*, 2002; *6*:97-111.

13. Pires ML, Benedito-Silva AA, Mello MT, Pompeia Sdel G, Tufik S. Sleep habits and complaints of adults in the city of Sao Paulo, Brazil, in 1987 and 1995. *Braz J Med Biol Res*, 2007 Nov; *40*(11):1505-15.

14. Poyares D, Tufik S (coord). I Consenso brasileiro de insônia. *Hypnos*, 2003; *4* (2):05-45.

15. Bittencourt LR, Santos-Silva R, Taddei JA, Andersen ML, de Mello MT, Tufik S. Sleep complaints in the adult Brazilian population: a national survey based on screening questions. *J Clin Sleep Med*, 2009 Oct 15; *5*(5):459-63.

16. Souza JC, Souza N. Insomnia and the use of hypnotic drugs in the State of Mato Grosso do Sul, Brazil. *Sleep science*, 2009; *2*(3):147-50.

17. Petitjean F, Buda C, Sallanon M, Jouvet M. Insomnie par administration de para chlorophénilalanine: reversibilité par injection peripherique ou centrale de 5-hydroxytryptophane et de serotonine. *Sleep*, 1985; *8*:56-67.

18. Vgontzas AN, Tsigos C, Bixler EO, Stratakis CA, Zachman K, Kales A *et al*. Chronic insomnia and activity of the stress system: a prekliminary study. *J Psychosom Res*, 1998; *45*:21-31.

19. Sucheki D, Tiba PA, Tufik S. Paradoxical sleep deprivation facilitates subsequent corticosterone response to a mild stressor in rats. *Neurosci Lett*, 2002; *320*:45-48.

20. Vgontzas NA, Bixler EO, Lin HM, Prolo P, Mastatorakos G, Vela-Bueno A *et al*. Chronic insomnia is associated with nyctohemeral activation of the hypothalamic-pituitary-adrenal axis: clinical implications. *J Clin Endocrinol Metab*. 2001; *86*:3787-94.

21. Nishino S, Ripley B, Mignot E, Benson KL, Zarcone VP. CSF hypocretin-1 levels in schizophrenics and controls: relationship to sleep architecture. *Psychiatry Res*, 2002; *110*:1-7.

22. Perlis ML, Smith MT, Menderson WB, Bootzin RR, Wyatt JK. Psychophysiological insomnia: the behavioural model and neurocognitive perspective. *J Sleep Res*, 1997; *6*:179-88.

23. Pinto LR, Jr, Alves RC, Caixeta E, Fontenelle JA, Bacellar A, Poyares D *et al*. New guidelines for diagnosis and treatment of insomnia. *Arq Neuropsiquiatr*, 2010 Aug; *68*(4):666-75.

24. Ringdahl EN, Pereira SL, Delzell JE. Jr. Treatment of primary insomnia. *J Am Board Fam Pract*, 2004; *17*:212-9.

25. Spielman AJ, Saskin P, Thorpy MJ. Treatment of chronic insomnia by restriction of time in bed. *Sleep*, 1987; *10*(1):45-56.

26. Passos GS, Tufik S, Santana MG, Poyares D, Mello MT. Nonpharmacologic treatment of chronic insomnia. *Rev Bras Psiquiatr*, 2007; *29*:279-282.

27. Montplaisir J, Goudbout R, Pelletier G *et al*. Restless syndrome and periodic limb movements during sleep. In: Kryger Mh, Roth T, Dement WC (eds.). *Principles and practice of sleep medicine*. 2nd ed. Philadelphia: WB Saunders Company, 1994; *12*:589-593.

28. Walters AS – Group Organizer and Correspondet. The International Restless Legs Syndrome Study Group. Towards a better definition of the restless legs syndrome. *Mov Disord*, 1995; *10*:634-42.

29. Montgomery P, Dennis J. A systematic review of nonpharmacological therapies for sleep problems in later life. *Sleep Med Rev*, 2004; *8*:47-62.
30. American Sleep Disorders Association, Atlas Task Force. Recording and scoring leg movements. *Sleep*, 1993; *16*:749-59.
31. Montplaisir J, Boucher S, Poirier G *et al*. Clinical, polysomnongraphic, and genetic characteristics of restless leg syndrome: a study of 133 patients diagnosed with new standard criteria. *Mov Disord*, 1997; *12*(1):61-65.
32. Ohayon MM, O'Hara R, Vitiello MV. Epidemiology of restless legs syndrome: A synthesis of the literature. *Sleep Med Rev*, 2011 Jul 25.
33. Rothdach AJ, Trenkwalder C, Haberstock J, Keil U, Berger K. Prevalence and risk factors of RLS in an elderly population: the MEMO study. Memory and Morbidity in Augsburg Elderly. *Neurology*, 2000 Mar 14; *54*(5):1064-8.
34. Pullen SJ, Wall CA, Angstman ER, Munitz GE, Kotagal S. Psychiatric comorbidity in children and adolescents with restless legs syndrome: a retrospective study. *J Clin Sleep Med*, 2011 Dec 15; *7*(6):587-96.
35. Bixler EO, Kales A, Vela-Bueno A, Jacoby JA, Scarone S, Soldatos CR. Nocturnal myoclonus and nocturnal myoclonic activity in the normal population. *Res Commun Chem Pathol Pharmacol*, 1982 Apr; *36*(1):129-40.
36. Ferini-Strambi L, Bonati MT, Oldani A, Aridon P, Zucconi M, Casari G. Genetics in restless legs syndrome. *Sleep Med*, 2004 May; *5*(3):301-4. Review.
37. Yang Q, Li L, Yang R, Shen GQ, Chen Q, Foldvary-Schaefer N, Ondo WG, Wang QK. Family-based and population-based association studies validate PTPRD as a risk factor for restless legs syndrome. *Mov Disord*, 2011 Feb 15; *26*(3):516-9.
38. Cuellar NG, Hanlon A, Ratcliffe SJ. The relationship with iron and health outcomes in persons with restless legs syndrome. *Clin Nurs Res*, 2011 May; *20*(2):144-61.
39. Manconi M, Ulfberg J, Berger K, Ghorayeb I, Wesström J, Fulda S, Allen RP, Pollmächer T. When gender matters: Restless legs syndrome. Report of the "RLS and woman" workshop endorsed by the European RLS Study Group. *Sleep Med Ver*, 2011 Nov 8.
40. Giannaki CD, Sakkas GK, Karatzaferi C, Hadjigeorgiou GM, Lavdas E, Liakopoulos V, Tsianas N, Koukoulis GN, Koutedakis Y, Stefanidis I. Evidence of increased muscle atrophy and impaired quality of life parameters in patients with uremic restless legs syndrome. *PLoS One*, 2011; *6*(10):e25180. Epub 2011 Oct 3.
41. Kim WH, Kim BS, Kim SK, Chang SM, Lee DW, Cho MJ, Bae JN. Restless legs syndrome in older people: a community-based study on its prevalence and association with major depressive disorder in older Korean adults. *Int J Geriatr Psychiatry*, 2011 Aug 8.
42. Chopra A, Pendergrass DS, Bostwick JM. Mirtazapine-induced worsening of restless legs syndrome (RLS) and ropinirole-induced psychosis: challenges in management of depression in RLS. *Psychosomatics*, 2011 Jan-Feb; *52*(1):92-4.
43. Jhoo JH, Yoon IY, Kim YK, Chung S, Kim JM, Lee SB, Kim TH, Moon SH, Kim SE, Kim KW. Availability of brain serotonin transporters in patients with restless legs syndrome. *Neurology*, 2010 Feb 9; *74*(6):513-8.
44. Chang CC, Shiah IS, Chang HA, Mao WC. Does domperidone potentiate mirtazapine-associated restless legs syndrome? *Prog Neuropsychopharmacol Biol Psychiatry*, 2006.
45. Hornyak M, Trenkwalder C, Kohnen R, Scholz H. Efficacy and safety of dopamine agonists in restless legs syndrome. *Sleep Med*, 2012 Jan 24.
46. Earley CJ, Kuwabara H, Wong DF, Gamaldo C, Salas R, Brasic J, Ravert HT, Dannals RF, Allen RP. The dopamine transporter is decreased in the striatum of subjects with restless legs syndrome. *Sleep*, 2011 Mar 1; *34*(3):341-7.
47. Michaud M, Soucy JP, Chabli A *et al*. SPECT imaging of striatal pré and postsynaptic   dopaminergic status in restless legs syndrome with periodic leg movements in sleep. *J Neurol*, 2002; *249*:164-70.
48. Varga LI, Ako-Agugua N, Colasante J, Hertweck L, Houser T, Smith J, Watty AA, Nagar S, Raffa RB. Critical review of ropinirole and pramipexole - putative dopamine D(3)-receptor selective agonists - for the treatment of RLS. *J Clin Pharm Ther*, 2009 Oct; *34*(5):493-505. Review.
49. Sun YM, Hoang T, Neubauer JA, Walters AS. Opioids protect against substantia nigra cell degeneration under conditions of iron deprivation: a mechanism of possible relevance to the Restless Legs Syndrome (RLS) and Parkinson's disease. *J Neurol Sci*, 2011 May 15; *304*(1-2):93-101.

28 | PSICOBIOLOGIA DO EXERCÍCIO

50. Hornyak M, Trenkwalder C, Kohnen R, Scholz H. Efficacy and safety of dopamine agonists in restless legs syndrome. *Sleep Med*, 2012.
51. Allen RP, Ondo WG, Ball E, Calloway MO, Manjunath R, Higbie RL, Lee MR, Nisbet PA. Restless legs syndrome (RLS) augmentation associated with dopamine agonist and levodopa usage in a community sample. *Sleep Med*, 2011 May; *12*(5):431-9.
52. Bittencourt LRA. *Diagnóstico e tratamento da síndrome da apnéia obstrutiva do sono (SAOS): guia prático*. São Paulo: Livraria Médica Paulista Editora, 2008.
53. American Academy of Sleep Medicine (AASM). Sleep-related breathing disorders in adults: recommendations for syndrome definitions and measurements techniques in clinical research. *Sleep*, 1999; *22*:667-89.
54. Lavie P, Lavie L, Herer P. All-cause mortality in males with sleep apnoea syndrome: declining mortality rates with age. *Eur Respir J*, 2005; *25*(3):514-20.
55. Young T, Palta M, Dempsey J, Skatrud J, Weber S, Badr S. The occurrence of sleep-disordered breathing among middle-aged adults. *N Engl J Med*, 1993; *328*:1230-5.
56. Tufik S, Santos-Silva R, Taddei JA, Bittencourt LR. Obstructive sleep apnea syndrome in the Sao Paulo Epidemiologic Sleep Study. *Sleep Med*, 2010; *11*(5):441-446.
57. Aloé F. Distúrbio Respiratório Sono-Dependente. *In:* Pinto JA. *Ronco e Apnéia do Sono*. Rio de Janeiro: Rewinter Ltda, 2000, p 21-32.
58. Romero-Corral A, Caples SM, Lopez-Jimenez F, Somers VK. Interactions between obesity and obstructive sleep apnea: implications for treatment. *Chest*, 2010; *137*(3): 711-19.
59. Canapari CA, Hoppin AG, Kinane TB, Thomas BJ, Torriani M, Katz ES Relationship between sleep apnea, fat distribution, and insulin resistance in obese children. *J Clin Sleep Med*, 2011; *7*(3):268-73.
60. Garcia JM, Sharafkhaneh H, Hirshkowitz M, Elkhatib R, Sharafkhaneh A. Weight and metabolic effects of cpap in obstructive sleep apnea patients with obesity. *Respir Res*, 2011; *12*(1):80.
61. Peppard PE, Young T, Palta M, Dempsey J, Skatrud J. Longitudinal study of moderate weight change and sleep-disordered breathing. *JAMA*, 2000; *284*(23):3015-21.
62. Bittencourt LRA, Silva RS, Santos RF, Pires MLN, Mello MT. Sonolência excessiva. *Rev Bras Psiquiatr*, 2005; *27*(Supl I):16-21.
63. Barbe F, Sunyer J, de la Peña A, Pericas J, Mayoralas LR, Antó JM, Agustí AGN. Effect of continuous positive airway pressure on the risk of road accidents in sleep apnea patients. *Respiration*, 2007; *74*:44-9.
64. Adams N, Strauss M, Schluchter M, Redline S. Relation of measures of sleep-disordered breathing to neuropsychological functioning. *Am J Respir Crit Care Med*, 2001; *163*:1626-31.
65. Ferini-Strambi L, Baietto C, Di Gioia MR, Castaldi P, Castronovo C, Zucconi M, Cappa SF. Cognitive dysfunction in patients with obstructive sleep apnea (OSA): partial reversibility after continuous positive airway pressure (CPAP). *Brain Res Bull*, 2003; 61:87-92.
66. Shamsuzzaman AS. Obstructive sleep apnea: implication for cardiac and vascular disease. *JAMA*, 2003; *290*(14):1906-14.
67. Douglas AB, Bornstein R, Nino-Murgia G *et al*. The sleep disorders questionnaire I: creation and multivariate structure of SDQ. *Sleep*, 1994; *17*:160-7.
68. Partinem M, Gislason T. Basic Nordic Sleep Questionnaire (BNSQ): a quantitated measure of sleep complaints. *J Sleep Res*, 1995; *4*(Suppl 1):150-5.
69. Deegan PG, McNicholas WT. Predictive value of clinical features for obstructive sleep apnea. *Eur Resp J*, 1996; 8:117-24.
70. Flemons WW, McNicholas WT. Clinical prediction of the sleep apnea syndrome. *Sleep Med Rev*, 1997; *1*:19-32.
71. Friedman M, Tanyeri H, La Rosa M, Landsberg R, Vaidyanathan K, Pieri S, Caldarelli D. Clinical predictiors of obstructive sleep apnea. *Laryngoscope*, 1999; *109*:1901-7.
72. Veasey SC, Guilleminault C, Strohl K, Sanders MH, Ballard RH, Magalang UJ. Medical therapy for obstructive sleep apnea: a review by the medical therapy for obstructive sleep apnea task force of the standards of practice committeeof American Academy of Sleep Medicine. *Sleep*, 2006; *29*:1036-44.
73. Morgenthaler TI, Kapen S, Alessi C *et al*. Practice parameters for the medical therapy of obstructive sleep apnea. *Sleep*, 2006; *29*:1031-5.

SONO, DISTÚRBIOS DO SONO E O EXERCÍCIO FÍSICO | 29

74. Rapoport DM, Sorkin B, Garay SM, Goldring RM. Reversal of the "Pickwickian syndrome" by long-term use of nocturnal nasal airway pressure. *N Engl J Med*, 1982; *307*:931-3.
75. Chervin RD, Guilleminault C. Obstructive sleep apnea and related disorders. *Neurol Clin*, 1996; *14*(3):583-609.
76. Kushida CA, Littner MR, Hirshkowitz M, Morgenthaler TI, Alessi CA, Bailey D, Boehlecke B, Brown TM, Coleman J Jr, Friedman L, Kapen S, Kapur VK, Kramer M, Lee-Chiong T, Owens J, Pancer JP, Swick TJ, Wise MS; American Academy of Sleep Medicine. Practice parameters for the use of continuous and bilevel positive airway pressure devices to treat adult patients with sleep-related breathing disorders. *Sleep*, 2006; *29*(3):375-80.
77. Sherrill DL, Kotchou K, Quan SF. Association of physical activity and human sleep disorders. *Arch Intern Med*, 1998; *58*(17):1894-98.
78. Driver HS, Taylor SR. Exercise and sleep. *Sleep Med Rev*, 2000; *4*:387-402.
79. Youngstedt SD. Effects of exercise on sleep. *Clin Sports Med*, 2005; *24*: 355-65.
80. Horne JA, Moore VJ. Sleep EEG effects of exercise with and without additional body cooling. *Eletroencephalogr Clin Neurophysiol*, 1985; *60*:33-38.
81. Guilleminalt C, Philip P. Tiredness and somnolence despite initial treatment of obstructive sleep apnea syndrome (what to do when an OSAS patient stays hypersomnolent despite treatment). *Sleep*, 1996; *19*:117-22.
82. O'Connor PJ, Raglin JS, Martinsen EW. Physical exercise, axiety and anxiety disorder. *Int J Sport Psychol*, 2000; *31*:136-55.
83. O'Neal BL, Smith CL, Trivedi M. Evaluation of newer treatment interventions for psychotic depression. *Curr Psychiatry Rep*, 2000 Aug; *2*(4):305-9.
84. Vogel GW, Buffenstein A, Minter K, Hennessey A. Drug effects on REM sleep and on endogenous depression. *Neurosci Biobehav Rev*, 1990 Spring; *14*(1):49-63.
85. Youngstedt SD, O'Connor PJ, Dishman RK. The effects of acute exercise on sleep: a quantitative synthesis. *Sleep*, 1997; *20*:203-14.
86. Shapiro CM, Bortz R, Mitchell D, Bartel P, Jooste P. Slow-wave sleep: a recovery period after exercise. *Science*, 1981; *11*; *214*(4526):1253-4.
87. Horne JA, Staff LHE. Exercise and sleep: body-heating effects. *Sleep*, 1983; *6*(1):36-46.
88. Hague JF, Gilbert SS, Burgess HJ, Ferguson SA, Dawson D. A sedentary day: effects on subsequent sleep and body temperatures in trained athletes. *Physiol Behav*, 2003; *78*(2):261-7.
89. Taylor SR, Rogers GG, Driver HS. Effects of training volume on sleep, psychological, and selected physiological profiles of elite female swimmers. *Med Sci Sports Exerc*, 1997; *29*(5):688-93.
90. Kubitz KA, Landers DM, Petruzzello SJ, Han M. The effects of acute and chronic exercise on sleep. A meta-analytic review. *Sports Med*, 1996 Apr; *21*(4):277-91.
91. Flausino NH, Da Silva Prado JM, de Queiroz SS, Tufik S, de Mello MT. Physical exercise performed before bedtime improves the sleep pattern of healthy young good sleepers. *Psychophysiology*, 2011 Oct 6.
92. De Mello MT, Fernandez AC, Tufik S. Levantamento epidemiológico da prática de atividade física na cidade de São Paulo. *Rev Bras Med Esporte*, 2000; *6*:119-24.
93. Morgan K. Daytime activity and risk factors for late-life insomnia. *J Sleep Res*, 2003; *12*:231-8.
94. Guilleminault C, Clerk A, Black J, Labanowski M, Pelayo R, Claman D. Nondrug treatment trials in psychophysiologic insomnia. *Arch Intern Med*, 1995; *155*:838-44.
95. Passos GS, Poyares D, Santana MG, Garbuio SA, Tufik S, Mello MT. Effect of acute physical exercise on patients with chronic primary insomnia. *J Clin Sleep Med*, 2010; *15*:270-5.
96. King AC, Oman RF, Brassington GS, Bliwise DL, Haskell WL. Moderate-intensity exercise and self-rated quality of sleep in older adults. A randomized controlled trial. *JAMA*, 1997 Jan 1; *277*(1):32-7.
97. Reid KJ, Baron KG, Lu B, Naylor E, Wolfe L, Zee PC. Aerobic exercise improves self-reported sleep and quality of life in older adults with insomnia. *Sleep Med*, 2010 Oct; *11*(9):934-40.
98. Phillips B, Young T, Finn L *et al.* Epidemiology of restless legs syndrome in adults. *Arch Intern Med*, 2000; *160*:2137-41.
99. Ohayon MM, Roth T. Prevalence of restless legs syndrome and periodic limb movement disorder in the general population. *J Psychosom Res*, 2002; 53:547-54.
100. De Mello MT, Lauro FA, Silva AC *et al.* Incidence of periodic leg movements and of the restless legs syndrome during sleep following acute physical activity in spinal cord injury subjects. *Spinal Cord*, 1996; *34*:294-296.

30 | PSICOBIOLOGIA DO EXERCÍCIO

101. De Mello MT, Silva AC, Esteves AM et al. Reduction of periodic leg movement in individuals with paraplegia following aerobic physical exercise. *Spinal Cord*, 2002; *40*(12):646-9.
102. De Mello MT, Esteves AM, Tufik S. Comparison between dopaminergic agents and physical exercise as treatment for periodic limb movements in patients with spinal cord injury. *Spinal Cord*, 2004; *42*(4):218-21.
103. Esteves AM, de Mello MT, Pradella-Hallinan M, Tufik S. Effect of acute and chronic physical exercise on patients with periodic leg movements. *Med Sci Sports Exerc*, 2009; *41*:237-42.
104. Giannaki CD, Sakkas GK, Hadjigeorgiou GM, Karatzaferi C, Patramani G, Lavdas E, Liakopoulos V, Koutedakis Y, Stefanidis I. Non-pharmacological management of periodic limb movements during hemodialysis session in patients with uremic restless legs syndrome. *ASAIO J*, 2010; *56*(6):538-42.
105. Aukerman MM, Aukerman D, Bayard M *et al*. Exercise and restless legs syndrome: a randomized controlled trial. *J Am Board Fam Med*, 2006; *19*(5):487-93.
106. Esteves AM, SILVA AAB, Tufik S, de Mello MT. Impact of aerobic physical exercise on Restless Legs Syndrome. *Sleep Science*, 2011; 4: 45-48.
107. Norman JF, Von Essen SG, Fuchs RH, McElligott M. Exercise training effect on obstructive sleep apnea syndrome. *Sleep Res Online*, 2000; *3*(3):121-9.
108. Shneerson J, Wright J. Lifestyle modification for obstructive sleep apnea. *Cochrane Database Syst Rev*, 2001; (1):CD002875.
109. Hong S, Dimsdale JE. Physical activity and perception of energy and fatigue in obstructive sleep apnea. *Med Sci Sports Exerc*, 2003; *35*(7):1088-92.
110. Netzer N, Lormes W, Giebelhaus V, Halle M, Keul J, Mattys H Lehmann M Physical training of patients with sleep apnea. *Pneumologie*, 1997; *51*:779-782.
111. Giebelhaus V, Strohl KP, Lormes W, Lehmann M, Netzer N. Physical exercise as an adjunct therapy in sleep apnea – an open trial. *Sleep Breath*, 2000; *4*:173-176.
112. Sengul YS, Ozalevli S, Oztura I, Itil O, Baklan B. The effect of exercise on obstructive sleep apnea: a randomized and controlled trial. *Sleep Breath*, Online First, 2009; 7th November.
113. Ueno LM, Drager LF, Rodrigues ACT, Rondon MUPB, Braga AMFW, Mathias W, Krieger EM, Barretto ACP, Middlekauff HR, Lorenzi-Filho G, Negrão CE. Effects of exercise training in patients with chronic heart failure and sleep apnea. *Sleep*, 2009; *32*(5):637-647.
114. Kline CE, Porter MM, Rose ED, Cornelius SK, Ewing GB, Blair SN, Durstine J, Davis J, Burch JB, Youngstedt SD. Changes in daytime functioning following exercise training in adults with untreated obstructive sleep apnea: a randomized controlled trial. *Sleep*, 2011a; *34*(417), Abstract Supplement.
115. Kline CE, Milton DN, Kane CJ, Crowley E, Ewing GB, Blair SN, Durstine J, Davis J, Bursch JB, Youngstedt SD. Exercise training significantly reduced obstructive sleep apnea severity and improves sleep quality in untreated adults: a randomized controlled trial. *Sleep*, 2011b: *34* (418), Abstract Supplement.
116. Ackel-D´Elia C, Silva AC, Silva RS, Truksinas E, Sousa BS, Tufik S, Mello MT, Bittencourt LRA. Effects of exercise training associated with continuous positive airway pressure treatment in patients with obstructive sleep apnea syndrome. *Sleep Breath*, 2011, Jul 30 (epub ahead of print).

Transtornos do Humor e o Exercício Físico

Patrícia Rzezak • Hanna Karen M. Antunes • Marco Túlio de Mello

TRANSTORNO MENTAL DO HUMOR E EXERCÍCIO FÍSICO

A depressão é um transtorno mental caracterizado por humor depressivo, perda do interesse e do prazer, sentimentos de culpa ou de baixa valia, distúrbios do sono ou do apetite, baixa energia e dificuldades de concentração. Segundo a Organização Mundial da Saúde (OMS), a depressão é a quarta causa de incapacidade mundial, e projeções para 2020 apontam que esta ganhará o posto de segunda causa, só perdendo para as doenças coronarianas.[1] É um dos transtornos mentais mais prevalentes, afetando cerca de 121 milhões de pessoas no mundo.

Embora o tratamento com medicações antidepressivas e a psicoterapia seja efetivo em 60 a 80% dos casos, menos de 25% dos pacientes recebem esses tratamentos. Alguns obstáculos para essas intervenções são a falta de recursos, de profissionais especializados e o estigma social associado com os transtornos mentais.[2]

Os sintomas depressivos estão relacionados com a presença de doenças crônicas,[3] incapacidade de trabalhar, aumento do risco de mortalidade,[4] aumento do uso do sistema de saúde[5] e diminuição do bem-estar e funcionamento diário.[6] Além disso, algumas pesquisas têm demonstrado que indivíduos deprimidos têm menor condicionamento físico e redução da capacidade física na ordem de 80 a 90%, o que pode contribuir para o nível de incapacitação desses pacientes.[7]

Curiosamente, estudos epidemiológicos sugerem existir uma associação entre a inatividade física e a maior gravidade dos sintomas depressivos[8,9] e que a prática de atividades físicas pode contribuir para a remissão desses sintomas.[9]

Alguns estudos vêm demonstrando, consistentemente, que as atividades físicas e a prática regular de exercício podem auxiliar tanto na diminuição dos sintomas depressivos em populações clínicas quanto na remissão total do quadro depressivo.

PSICOBIOLOGIA DO EXERCÍCIO

Ao longo dos anos, diversas dúvidas foram levantadas sobre a associação entre o exercício físico e os sintomas depressivos de populações clínicas. Assim, serão abordados nesta revisão da literatura os estudos que comparam (i) o exercício físico com outras formas de tratamento para a depressão, (ii) os benefícios de diferentes modalidades de exercícios físicos e (iii) características do exercício físico *per se*.

Comparação entre o exercício físico e outras formas de tratamento

A principal abordagem de tratamento para pacientes com depressão que procuram o sistema primário de saúde é a prescrição de fármacos antidepressivos, seguida em menor escala por intervenções cognitivas ou comportamentais.[10]

Blumenthal *et al.*[11] foram os primeiros a comparar os efeitos da medicação e do exercício físico em idosos diagnosticados com depressão maior. Para tal, 156 indivíduos foram aleatoriamente divididos em três grupos: exercício supervisionado, medicação e combinação de exercício e medicação. Os indivíduos submetidos ao programa de exercícios físicos faziam atividades aeróbias, 3 vezes na semana, por um período de 16 semanas. Os autores observaram que, após a finalização do período de intervenção, os três grupos experimentaram melhoras dos sintomas depressivos e que os tratamentos não diferiram em termos de eficácia. Por essa razão, sugeriram que o exercício poderia ser uma alternativa para a medicação em idosos com depressão.

Cabe ressaltar que, quando comparados os efeitos após 6 meses do encerramento das intervenções, os indivíduos que haviam participado do grupo de exercício supervisionado apresentavam menores níveis de depressão do que aqueles que receberam somente a medicação ou a combinação de tratamentos.[12] Além disso, somente 9% dos participantes do grupo exercício que apresentaram remissão da depressão após a intervenção voltaram a ter quadros depressivos em comparação com 30% dos participantes dos grupos medicação e combinação de tratamentos. É importante notar, no entanto, que 64% dos voluntários do grupo exercício supervisionado continuaram a se exercitar após a finalização da intervenção, o que certamente contribuiu para os achados de acompanhamento após o encerramento do programa.

O próprio grupo levantou como uma limitação do estudo o fato de não terem incluído a condição de ausência de tratamento ou um grupo placebo, o que impediu que avaliassem se os benefícios do exercício estariam relacionados com efeitos inespecíficos da atenção e suporte dados pelos pesquisadores.[13] Assim, no segundo estudo, para avaliar os efeitos do apoio social, usaram o mesmo programa de exercícios, porém incluíram um grupo que realizou os exercícios em casa. Demonstraram que os pacientes submetidos aos exercícios supervisionados, exercícios realizados em casa e medicação apresentaram maiores taxas de remissão do que o grupo placebo, e que não houve diferenças entre os grupos que fizeram o exercício em casa ou em grupo. Esse dado aponta que os benefícios observados na diminuição dos sintomas depressivos estariam mais relacionados com o exercício em si e não com o apoio social obtido na prática dos exercícios em laboratório.

Nesse estudo, Blumenthal *et al.*[13] demonstraram também maiores taxas de remissão nos participantes dos grupos de exercício e medicação do que naqueles do grupo placebo. Assim, enquanto os grupos de exercício atingiram de 40 a 45% de remissão (exercícios em casa e supervisionados, respectivamente) e o grupo de medicação atingiu 47% de remissão, o grupo que recebeu placebo atingiu somente 31%. Também foi demonstrada redução de 50% das chances de estar deprimido após o uso da medicação ou da realização dos exercícios após 16 semanas de intervenção.

Desse modo, ficam evidentes os efeitos antidepressivos dos exercícios físicos. Ainda assim, alguns autores vêm se perguntando se esses efeitos podem ser observados independentemente da modalidade de exercício empregado.

Benefícios de diferentes modalidades de exercícios físicos

Ficou evidente, no tópico anterior, que muitos dos estudos que investigaram a prática de exercício físico e outras intervenções para o transtorno depressivo usaram em sua metodologia exercícios aeróbios.[11,12]

Outros estudos corroboram os achados supramencionados dos benefícios do exercício físico aeróbio para pacientes com depressão. Doyne *et al.*[14] submeteram voluntários com sintomas de depressão a um protocolo de exercício em cicloergômetro, 4 vezes por semana, por 30 min, durante 6 meses. Foram comparados a indivíduos que passaram por uma condição-controle placebo em que ouviam fitas cassetes com um "ruído brando", o qual lhes foi informado como possivelmente eficaz para melhorar os sintomas de depressão. Os resultados indicaram que somente o treinamento aeróbio estava associado com a redução da depressão e que esses efeitos eram mantidos por até 3 meses após a intervenção.

Em outro estudo, observou-se que a caminhada realizada em esteira ergométrica, por indivíduos adultos, por 30 min em 10 dias consecutivos era suficiente para produzir mudanças clínicas significativas e redução da depressão em até 6,5 pontos na Escala de Depressão de Hamilton. Além disso, em uma avaliação sobre a autopercepção dos voluntários sobre sua condição, os voluntários referiram sentir-se melhor e com menos sintomas de depressão.[15]

Ainda assim, existem evidências de que o treinamento resistido também pode melhorar o humor. Nesse sentido, uma amostra de idosos com diagnóstico de depressão maior, depressão menor e distimia foi randomizada em dois grupos: treinamento progressivo de resistência ou um grupo-controle de educação sobre a saúde.[16] Após um período de 20 semanas de tratamento, os participantes do grupo de treinamento resistido demonstraram redução significativa dos sintomas de-

34 | PSICOBIOLOGIA DO EXERCÍCIO

pressivos quando comparados ao grupo-controle. Além disso, tais resultados eram mantidos após 26 meses de seguimento. Certamente contribui para esse achado o fato de que 33% dos participantes do grupo de treinamento tenham continuado a se exercitar, mesmo após o término da pesquisa.

Em um estudo clínico randomizado, 32 indivíduos idosos, com diagnóstico clínico de depressão ou distimia, foram submetidos a um programa de 10 semanas de exercícios resistidos progressivos supervisionados (3 vezes por semana), ou a um grupo-controle composto por aulas e apresentações de vídeos. O treinamento reduziu significativamente todas as medidas de depressão empregadas (Inventário de Depressão de Beck e Escala de Depressão de Hamilton). Além disso, houve melhora nas subescalas de dor corporal, funcionamento social e papel social da medida de Qualidade de Vida. Um importante achado foi que 14 dos 16 participantes do grupo de exercício deixaram de preencher os critérios diagnósticos para depressão após as 10 semanas de treinamento.[17]

As modalidades de exercício aeróbio e resistido foram comparadas visando determinar se alguma das atividades era mais eficaz do que a outra para diminuir os sintomas depressivos. Então, Doyne *et al.*[18] randomizaram 40 mulheres deprimidas em três grupos: corrida, levantamento de peso e lista de espera. As participantes realizaram 8 semanas de treinamento, com quatro sessões semanais de treino nos dois grupos de exercício. As medidas para sintomas de depressão foram aplicadas na metade e final do treinamento e após 1, 7 e 12 meses de seguimento. Os resultados revelaram que as duas atividades físicas não diferiram quanto aos seus efeitos sobre a depressão e que ambos os tipos de exercícios foram suficientes para reduzir os sintomas de depressão. Ademais, não foram encontradas diferenças nos dois grupos de exercício na fase de seguimento quanto à porcentagem de voluntárias que permaneceram sem depressão.

Além da modalidade de treinamento físico empregada, outras variáveis dos exercícios contribuem para os efeitos dessa intervenção nos sintomas depressivos de populações clínicas. Dentre aquelas que já foram estudadas encontram-se a duração, intensidade e frequência das atividades físicas. Essas variáveis serão discutidas a seguir.

Características do exercício físico

A metanálise realizada por Craft e Landers[19] incluiu 37 artigos sobre voluntários com diagnóstico clínico de depressão e observou que características do programa de exercício físico, tais como intensidade, frequência e modalidade do exercício físico, não eram moderadoras do efeito observado. Por outro lado, a extensão do programa de exercícios tinha um papel primordial, e treinamentos com no mínimo 9 semanas de duração estavam associados com maiores reduções da depressão.

TRANSTORNOS DO HUMOR E O EXERCÍCIO FÍSICO | 35

Outros autores demonstraram haver uma relação entre a dose e a resposta do exercício físico e os sintomas depressivos. No estudo de Dunn *et al.*,[20] participantes com diagnóstico de depressão maior realizaram, por um período de 12 semanas, 1 dos 5 seguintes programas: baixo dispêndio de energia/3 vezes na semana; alto dispêndio de energia/3 vezes na semana, baixo dispêndio de energia/5 vezes na semana; alto dispêndio de energia/5 vezes na semana; e grupo-controle de alongamento e flexibilidade. Encontraram que o exercício realizado com alto dispêndio de energia era o mais eficiente para reduzir os sintomas da depressão. Os voluntários que realizaram os exercícios com baixo dispêndio de energia experimentaram alguma redução da depressão, porém em um grau que não diferiu do grupo-controle.

Outro questionamento relevante diz respeito aos efeitos de uma sessão aguda de exercícios no humor. Embora as evidências sejam menos consistentes sobre os efeitos benéficos do exercício intenso (acima do limiar aeróbio),[21] foi demonstrado que o exercício de intensidade moderada (50 a 70% do VO_2máx) com duração de, no mínimo, 10 a 15 min, melhora o humor de populações clínicas.[22]

No entanto, esses achados do benefício de apenas uma sessão de exercício para o humor de pacientes deprimidos ainda são controversos. Bartholomew *et al.*[23] submeteram 40 sujeitos com diagnóstico de depressão maior a uma sessão de exercício aeróbio ou a uma condição-controle em um ambiente silencioso. O exercício teve efeitos superiores à condição-controle apenas em 2 das 9 subescalas utilizadas (bem-estar psicológico e vigor). Com exceção da subescala fadiga, que permaneceu inalterada, os participantes de ambas as condições sentiram melhoras nos sintomas da depressão no restante das medidas durante a fase de 60 min de seguimento após a intervenção. Segundo esse estudo, tanto o período em um ambiente confortável e silencioso quanto a caminhada rápida em esteira melhoraram o humor de pacientes com depressão maior.

Desse modo, observamos que a implementação e a prática do exercício físico nessa população podem ser efetivas e contribuem para a minimização dos quadros clínicos apresentados. Assim, o exercício físico orientado por um profissional qualificado após uma avaliação clínica médica das capacidades físicas pode ser indicado como um coadjuvante não farmacológico para o tratamento do humor.

Referências bibliográficas

1. Murray CJ, Lopez AD. Alternative projections of mortality and disability by cause 1990-2020: Global Burden of Disease Study. *Lancet*, 1997; *349*(9064):1498-504.
2. World Health Organization 2011. http://www.who.int/mental_health/management/depression/definition/en/
3. Schwab JJ, Traven ND, Warheit GJ. Relationships between physical and mental illness. *Psychosomatics*, 1978; *19*(8):458-63.
4. Lett HS, Blumenthal JA, Babyak MA, Sherwood A, Strauman T, Robins C, Newman MF. Depression as a risk factor for coronary artery disease: evidence, mechanisms, and treatment. *Psychosomatic Medicine*, 2004; *66*(3):305-15.

36 | PSICOBIOLOGIA DO EXERCÍCIO

5. Johnson J, Weissman MM, Klerman GL. Service utilization and social morbidity associated with depressive symptoms in the community. *JAMA: The Journal of the American Medical Association*, 1992; *267*(11):1478-83.
6. Wells KB, Stewart A, Hays RD, Burnam MA, Rogers W, Daniels M, Berry S *et al.* The functioning and well-being of depressed patients. Results from the Medical Outcomes Study. *JAMA: The Journal of the American Medical Association*, 1989; *262*(7):914-9.
7. Martinsen EW, Strand J, Paulsson G, Kaggestad J. Physical fitness level in patients with anxiety and depressive disorders. *International Journal of Sports Medicine*, 1989;.*10*(1):58-61.
8. Camacho TC, Roberts RE, Lazarus NB, Kaplan GA, Cohen RD. Physical activity and depression: evidence from the Alameda County Study. *American Journal of Epidemiology*, 1991; *134*(2):220-31.
9. Farmer ME, Locke BZ, Mościcki EK, Dannenberg AL, Larson DB, Radloff LS. Physical activity and depressive symptoms: the NHANES I Epidemiologic Follow-up Study. *American Journal of Epidemiology*, 1988; *128*(6):1340-51.
10. Olfson M, Marcus SC, Druss B, Elinson L, Tanielian T, Pincus HA. National trends in the outpatient treatment of depression. *JAMA: The Journal of the American Medical Association*, 2002; *287*(2):203-9.
11. Blumenthal JA, Babyak MA, Moore KA, Craighead WE, Herman S Khatri, P, Waugh R *et al.* Effects of exercise training on older patients with major depression. *Archives of Internal Medicine*, 1999; *159*(19):2349-56.
12. Babyak M, Blumenthal JA, Herman S, Khatri P, Doraiswamy M, Moore K, Craighead WE *et al.* Exercise treatment for major depression: maintenance of therapeutic benefit at 10 months. *Psychosomatic Medicine*, 2000; *62*(5):633-8.
13. Blumenthal JA, Babyak MA, Doraiswamy PM, Watkins L, Hoffman BM, Barbour KA, Herman S *et al.* Exercise and pharmacotherapy in the treatment of major depressive disorder. *Psychosomatic Medicine*, 2007; *69*(7):587-96.
14. Doyne EJ, Ossip-Klein DJ, Bowman ED, Osborn KM, McDougall-Wilson IB, Neimeyer RA. Running versus weight lifting in the treatment of depression. *Journal of Consulting and Clinical Psychology*, 1987; *55*(5):748-54.
15. Dimeo F, Bauer M, Varahram I, Proest G, Halter U. Benefits from aerobic exercise in patients with major depression: a pilot study. *British Journal of Sports Medicine*, 2001; *35*(2):114-7.
16. Singh NA, Clements KM, Singh MA. The efficacy of exercise as a long-term antidepressant in elderly subjects: a randomized, controlled trial. The Journals of Gerontology. Series A, *Biological Sciences and Medical Sciences*, 2001; *56*(8):M497-504.
17. Singh NA, Clements KM, Fiatarone MA. A randomized controlled trial of progressive resistance training in depressed elders. The Journals of Gerontology. Series A, *Biological Sciences and Medical Sciences*, 1997; *52*(1):M27-35.
18. Doyne EJ, Chambless DL, Beutler LE. Aerobic exercise as a treatment for depression in women. *Behavior Therapy*, 1983; *14*(3):434-40.
19. Craft LL, Landers DM. The effects of exercise on clinical depression and depression resulting from mental illness: A meta-analysis. *Journal of Sports & Exercise Psychology*, 1998; *20*(4):339-57.
20. Dunn AL, Trivedi MH, Kampert JB, Clark CG, Chambliss HO. Exercise treatment for depression: efficacy and dose response. *American Journal of Preventive Medicine*, 2005; *28*(1):1-8.
21. Ekkekakis P. Pleasure and displeasure from the body: Perspectives from exercise. *Cognition & Emotion*, 2003; *17*(2):213-39.
22. Yeung RR. The acute effects of exercise on mood state. *Journal of Psychosomatic Research*, 1996; *40*(2):123-41.
23. Bartholomew JB, Morrison D, Ciccolo JT. Effects of Acute Exercise on Mood and Well-Being in Patients with Major Depressive Disorder. *Medicine & Science in Sports & Exercise*, 2005; *37*(12):2032-2037.

O Exercício Físico e os Transtornos Psiquiátricos

Ricardo C. Cassilhas • Walter André dos Santos Moraes • Marco Túlio de Mello

INTRODUÇÃO

Uma estimativa da OMS sugere que a prevalência dos transtornos mentais aumentará nos próximos 25 anos. Assim, 1 em cada 4 habitantes do planeta enfrentará algum tipo de transtorno mental, podendo ser depressão, esquizofrenia, dependência de álcool ou de fármacos, entre outros.[1]

Recentemente, a OMS reportou que a depressão aparece como a quarta doença mais frequente no mundo, com cerca de 121 milhões de pessoas atingidas.[2] Segundo a OMS, a prevalência dos transtornos depressivos é de 17,3%; a da dependência de álcool, de 12,1%; a das psicoses, de 6,8%; a do transtorno de estresse pós-traumático, de 4,7%; e a da farmacodependência, de 4,8%.[2]

No Brasil, a prevalência global de transtornos mentais está estimada entre 18 e 29% (entre 32 e 50 milhões de pessoas). Se levarmos em consideração toda a vida de uma pessoa, a estimativa sobe para 32 a 41% (entre 54 e 70 milhões).[3] Nas cidades brasileiras, a prevalência de demanda por cuidado psiquiátrico varia de 34% (Brasília e Porto Alegre) a 19% (São Paulo).[4] Os transtornos de ansiedade ocorrem mais no sexo feminino do que no masculino e estão uniformemente distribuídos entre categorias socioeconômicas.[3]

O exercício físico regular produz melhoras fisiológicas mensuráveis em todas as faixas etárias. A magnitude dessas melhoras depende de diversos fatores, como o estado inicial de aptidão física, tipo, volume e intensidade do treinamento.[5,6] A prática de exercício físico pode contribuir para o aumento da longevidade e do aprimoramento da saúde nas fases subsequentes. Com isso, é possível que um estilo de vida ativo proporcione importantes benefícios à saúde.[5,6]

Muitos estudos foram realizados sobre a relação entre o exercício físico e a saúde mental, particularmente na ansiedade e na depressão, os quais serão referi-

38 | PSICOBIOLOGIA DO EXERCÍCIO

dos ao longo deste capítulo. Centenas de estudos incluindo milhares de indivíduos apoiam o conceito de que o exercício físico está relacionado ao alívio dos sintomas de depressão e ansiedade. No entanto, em alguns estudos, existem limitações metodológicas e nem todos mostram benefícios estatisticamente significativos. Existe, portanto, necessidade de mais ensaios clínicos com melhor metodologia para esclarecer essa questão. Seria particularmente importante estabelecer se essa relação é causal e quais os mecanismos pelos quais esses benefícios se realizam. Até o presente, os melhores resultados de que dispomos provêm de metanálises relacionando o exercício físico com as diferentes doenças psiquiátricas.

Além dos transtornos da ansiedade e do humor, outras áreas da saúde mental vêm sendo estudadas, como a cognição e os distúrbios do sono. Evidências apontam que o exercício físico aeróbio e resistido melhora o desempenho cognitivo em idosos e em adultos jovens, além de melhorar a qualidade do sono e a insônia.

EXERCÍCIO FÍSICO E TRANSTORNOS DA ANSIEDADE

Estima-se que, nos Estados Unidos, 7,3% da população têm transtornos da ansiedade que necessitam de tratamento.[7] Mesmo em indivíduos saudáveis, as emoções relacionadas ao estresse são muito comuns. Isso ocorre porque a ansiedade pode ter um valor adaptativo e contribuir para a manutenção da integridade física do indivíduo e para o desempenho das mais variadas tarefas. Por esse motivo, foram estabelecidos critérios clínicos para o diagnóstico de transtornos da ansiedade que necessitam de atenção clínica. Dentre os transtornos da ansiedade, podem-se enumerar o transtorno da ansiedade generalizada, as fobias, o transtorno obsessivo-compulsivo, o transtorno do estresse pós-traumático e o transtorno do pânico com ou sem agorafobia.

A necessidade de prevenção e tratamento aumentou o interesse no exercício físico como uma intervenção adicional com a psicoterapia e o tratamento farmacológico. A ansiedade é associada a alterações cognitivas sentidas como preocupação, indecisão e apreensão. A ansiedade é um fenômeno principalmente medido por escalas clínicas e questionários. Além disso, também se utilizam medidas fisiológicas, como a frequência cardíaca, a pressão arterial, a condutância da pele e a tensão muscular. Uma distinção comum na literatura é entre estado e traço de ansiedade.[8] Traço de ansiedade é uma predisposição geral a responder a várias situações com um alto nível de ansiedade. Estado de ansiedade refere-se à ansiedade em um momento particular. Embora traço e estado sejam conceitualmente diferentes, as medições utilizadas mostram certo grau de sobreposição entre esses componentes da ansiedade.[8]

Em muitas metanálises, incluíram-se apenas estudos que mediram a ansiedade antes e depois do exercício físico crônico ou agudo. Em uma metanálise, 81% dos autores consideraram que o exercício físico está relacionado à redução da ansiedade.[9] Nos restantes 19%, o exercício físico também estava relacionado à redução da ansiedade, porém com dados conflitantes; nenhum dos autores concluiu que não havia essa relação.[10] Algumas metanálises encontraram que o efeito do exercício físico na redução da ansiedade é de leve a moderado para todos os tipos de indivíduos, independentemente da medida empregada (estado, traço ou psicopatológica), da duração do exercício físico e do tipo deste.[10] Em uma delas, a redução da ansiedade foi associada à redução das pressões sistólica e diastólica.[11] As metanálises que examinaram mais estudos sugerem que o efeito do exercício físico sobre a ansiedade pode ser maior quando o exercício físico é aeróbico, o programa de exercícios físicos dura pelo menos 10 semanas (melhor 15 semanas) e os voluntários tinham menor nível de treinamento e maior nível de ansiedade.[9] O tempo entre o fim dos exercícios físicos e o retorno da ansiedade aos níveis pré-exercício físico era algo entre 4 e 6 semanas.[9] O exercício físico é tão eficiente como outras técnicas, como o relaxamento, tendo a vantagem de provocar vários outros benefícios físicos.

Os estudos que abordaram os efeitos do exercício físico sobre a ansiedade foram aperfeiçoados ao longo de décadas. Hammer e Wilmore[12] buscaram avaliar a relação entre ansiedade, personalidade e aptidão física, aplicando um programa diário de corrida ou caminhada por um período de 10 semanas. Nesse estudo, apenas os indivíduos que já apresentavam uma boa aptidão física melhoraram seus resultados em relação à ansiedade. Mais adiante, Lion[13] também investigou os efeitos da corrida na ansiedade, comparando três pacientes crônicos com um grupo-controle. O grupo-controle recebeu a mesma atenção, mas sem o programa de corrida, que consistia em corridas intercaladas com caminhadas 3 vezes por semana, durante 2 meses. Os resultados indicaram que os indivíduos do grupo que praticou corrida apresentaram valores significativamente menores que o grupo-controle em relação à ansiedade-traço. Em cicloergômetro, Brown *et al.*[14] investigaram alguns dos efeitos da atividade física nos níveis de ansiedade e de pressão arterial em indivíduos normotensos e hipertensos. Os autores concluíram que o exercício aeróbio reduziu a ansiedade da mesma forma que a meditação e o relaxamento.

Programas de reabilitação cardiovascular e exercício físico ocasionaram uma queda acentuada na prevalência de ansiedade em adultos jovens e idosos.[15] Uma metanálise recente em coortes sem doenças cardiovasculares mostrou também uma importante redução dos sintomas de ansiedade.[16] Tipos de personalidade também estão relacionados à maior prevalência de ansiedade. Pessoas que exibem um comportamento caracterizado pelo contínuo sentido de urgência, agressividade, ambição, competitividade e hostilidade facilmente provocada são classificadas como tendo um comportamento tipo A. A hostilidade tem sido ligada a um aumento da hipertensão, dislipidemia, obesidade, aterosclerose e distúrbios inflamatórios. Vários estudos epidemiológicos mostram que a hostilidade e a raiva não expressada estão relacionadas a um aumento de até 5 vezes no risco de eventos cardio-

40 | PSICOBIOLOGIA DO EXERCÍCIO

vasculares.[15] Embora não tão prevalentes como a ansiedade e a depressão, muitos pacientes cardiovasculares têm um alto nível de hostilidade, sobretudo os jovens. Vários estudos mostraram uma importante queda de hostilidade patológica após um programa de exercícios físicos, tanto em jovens como em idosos.[17] Embora a hostilidade seja menos prevalente em idosos, mesmo nestes ela está relacionada a um maior risco cardiovascular.

Em pacientes com transtorno do pânico, as respostas fisiológicas (frequência cardíaca e pressão arterial) na situação de repouso em posição supina (decúbito dorsal) e na posição em pé foram analisadas e comparadas às de indivíduos-controles. Os pacientes demonstraram, na situação de repouso, uma pressão arterial significativamente mais elevada que as do grupo-controle. Já em relação ao resultado dos testes, não foram encontradas diferenças significativas entre os grupos, de modo que, nesse estudo, os pacientes apresentaram boa tolerância ao exercício.[18]

De modo similar, Stein et al.[19] submeteram pacientes com transtorno do pânico e indivíduos sem problemas de saúde a um teste de exercício submáximo em cicloergômetro. Foram avaliados (antes e depois do teste) a frequência cardíaca, níveis de lactato sanguíneo, piruvato, fosfato, adrenalina, noradrenalina e os sintomas da ansiedade e pânico. Os resultados mostraram que, antes do teste, os pacientes com transtorno do pânico mostravam maiores valores em ansiedade, frequência cardíaca, piruvato e nos parâmetros psicológicos (sensação de fraqueza, medo em geral, tonturas, confusão mental, dor no peito e incapacidade para o trabalho). Durante o teste, 10 dos 16 pacientes e 5 dos 15 controles desistiram por se sentirem desconfortáveis ou com fadiga; 4 dos 16 pacientes e 10 dos 15 controles foram interrompidos pelos examinadores, porque a frequência cardíaca ultrapassou a zona de segurança submáxima estabelecida, e 1 paciente teve ataque de pânico, de modo que somente 1 paciente completou o tempo de 24 min de exercício. Após o exercício, verificou-se aumento significativo nas variáveis: sudorese, dificuldade para respirar, falar e engolir, tonturas, palpitação e "boca seca", tanto no grupo de pacientes como no grupo-controle. Os autores observaram não haver relação entre os indivíduos que sentiram fadiga e pararam o teste antes do término com o fato de estarem mais ou menos ansiosos, e consideraram que a similaridade nos resultados entre os grupos se deve à condição física limitada dos participantes, e não à ansiedade – embora não tenham avaliado as condições de aptidão física antes dos testes. Em relação às alterações fisiológicas, os resultados foram consistentes com a exposição ou prática de exercícios físicos de moderados a vigorosos. Em contrapartida, Martinsen et al.[20] verificaram que 59 pacientes com o transtorno do pânico toleraram a prática de exercícios físicos vigorosos que produzem elevados níveis de lactato sanguíneo (média de 10,7 mmol/L).

Cronicamente, alguns estudos vêm mostrando a eficácia do exercício físico aeróbio em pacientes com transtorno do pânico. Assim, Broocks et al.[21] aplicaram um programa de 10 semanas de exercício físico aeróbio em 38 pacientes e 24 controles. Os autores avaliaram a correlação entre sintomas graves de ansiedade e parâmetros fisiológicos de aptidão física, comparando os resultados obtidos com teste ergoespirométrico. Em relação às variáveis de consumo máximo de oxigênio e de concentração de lactato, o grupo experimental apresentou resultados inferiores aos do grupo-controle, com diferença significativa. Em outros parâmetros de aptidão física, não houve diferença entre os grupos. Também não foi significativa a correlação entre os sintomas da ansiedade e a aptidão física. Os autores sugeriram que a prática de atividade física aeróbia pode contribuir no tratamento do pânico com ou sem agorafobia. Em pacientes com outros transtornos da ansiedade, também foram observadas respostas terapêuticas após intervenção com exercício físico. Brown et al.[22] submeteram 15 pacientes com transtorno obsessivo-compulsivo (8 mulheres) com média de 40 anos a um programa de exercício aeróbio com intensidade moderada 3 a 4 vezes por semana durante 12 semanas. Após a intervenção, verificou-se redução significativa nos sintomas de TOC. Estes permaneceram reduzidos por até 6 meses após o término do programa de exercícios. Esses resultados apontam para um efeito no cérebro de longo prazo, que ultrapassa o período de treinamento.

Em pacientes com fobia social, Furlan et al.[23] verificaram que a resposta ao estresse, mensurada pelo cortisol salivar, foi aumentada quando pacientes com fobia social foram submetidos a tarefas de conversação ou oratória. No entanto, quando esses pacientes foram submetidos a atividades físicas, os níveis de cortisol foram semelhantes aos dos indivíduos normais. Esses resultados demonstram uma ativação normal do eixo do estresse (hipotálamo-hipófise-adrenal – HHA) diante do estímulo físico.

Em resumo, evidências apontam que a exercício físico em geral pode ser utilizado como uma ferramenta terapêutica para o controle e prevenção dos transtornos da ansiedade. Especificamente, o exercício aeróbio parece ser o mais indicado para o controle da ansiedade, por ter um eficaz efeito ansiolítico, especialmente se realizado em intensidade moderada. Para pacientes com transtorno do pânico, existe uma ressalva em relação à intensidade do exercício aeróbio. Recomenda-se a sua realização até a intensidade moderada, isso porque o treinamento em alta intensidade pode elevar a acidose metabólica e a ativação catecolaminérgica. Esse quadro pode favorecer uma condição de gatilho para uma crise de pânico ou, até mesmo, um quadro ansioso agudo que possa ser confundido com uma crise.

EXERCÍCIO FÍSICO E TRANSTORNOS DO HUMOR

A depressão é um problema importante na sociedade atual, afetando 2 a 5% dos norte-americanos.[24] A depressão é um grande peso para o sistema de saúde, já que os indivíduos deprimidos gastam 50% mais com saúde do que os não deprimidos.[25] Uma vez que muitos dados apontam para os benefícios do exercício físico

42 | PSICOBIOLOGIA DO EXERCÍCIO

nos distúrbios do humor, ele tem sido cada vez mais estimulado como um fator importante no seu tratamento e prevenção.

De todos os transtornos mentais, as evidências mais fortes para o benefício do exercício físico são em indivíduos com depressão.[26-28] A pesquisa sobre exercício físico e melhora da depressão é bastante antiga. Desde o início do século XX, houve muitos estudos sobre essa relação.[29] Depois de programas de exercício físico e treinamento cardiovascular, mulheres com doença coronariana e coronariopatas com diabetes melito apresentavam mais de 50% de redução da prevalência de depressão; os coronariopatas diabéticos tinham benefícios acentuadamente evidentes, como a redução da prevalência de depressão de 26 para 9%.[30,31] Mais recentemente, em um estudo de coronariopatas submetidos a exercício físico, a prevalência de depressão caiu de 17 para 6%.[16] Pacientes coronariopatas com depressão tinham uma mortalidade 4 vezes maior do que o grupo-controle.[31] Entre estes, os que completaram programas de exercício físico tiveram uma mortalidade 73% menor. Pacientes que não conseguiram melhorar a condição cardiorrespiratória com os exercícios físicos tinham uma maior prevalência de depressão e uma alta mortalidade, enquanto aqueles que melhoraram apresentavam redução na mortalidade e na depressão.[31] Esses resultados mostraram que pequenas melhoras na função cardiorrespiratória em consequência do exercício físico foram suficientes para reduzir a depressão e a mortalidade.[31] Pacientes com insuficiência cardíaca e depressão também mostraram uma redução semelhante na mortalidade e na depressão.[31]

Em revisão conduzida por Thachil *et al.*,[32] o exercício físico foi considerado um tratamento não farmacológico eficiente para pacientes com depressão. Observaram-se níveis de evidências em graus 1 e 2 em favorecimento do exercício físico para tratar quadros depressivos.

Muitos estudos mostraram que os benefícios do exercício físico para a depressão começam com a primeira sessão e prolongam-se por todo o programa de exercícios físicos.[33,34] Esses efeitos estão presentes em todas as idades e em ambos os gêneros. No caso da depressão, os exercícios físicos tiveram efeitos antidepressivos mais acentuados quando o programa tinha mais de 9 semanas, o exercício físico tinha maior duração, maior intensidade e ocorria num maior número de dias por semana, com os indivíduos classificados como de moderada a gravemente deprimidos.[33,34]

Em várias metanálises, o exercício físico melhora a depressão mais que o relaxamento, e de forma equivalente à psicoterapia e ao contato social. O exercício físico combinado com psicoterapia e tratamento farmacológico produzia efeitos ainda mais acentuados do que quando isolado.[33] Esses resultados são encorajadores especialmente ao se considerarem os custos e o tempo envolvido em outras formas de tratamento comportamental. Além disso, dependendo do tipo do exercício, podem-se obter melhoras adicionais, como as de massa muscular, força, massa mineral óssea, redução da obesidade e da incidência de doenças cardiovasculares, o que as outras intervenções comportamentais não são capazes de fazer. Faltam ainda estudos sobre a interação entre o exercício físico e a farmacoterapia, inclusive a possibilidade da redução ou suspensão do uso de fármacos.

Em idosos, população mais vulnerável a quadros depressivos, evidências apontam que tanto o exercício aeróbio como o resistido são eficazes para o tratamento e prevenção da depressão. Antunes *et al.*[35] submeteram idosos saudáveis a 6 meses de exercício aeróbio de moderada intensidade. Após a intervenção, observou-se que, em relação ao período inicial e ao grupo-controle, os idosos que treinaram melhoraram os sintomas de ansiedade (estado e traço), os sintomas de depressão e a qualidade de vida.

Em relação ao treinamento resistido, Singh *et al.*[36] submeteram idosos com depressão a 8 semanas de treinamento resistido distribuídos em 3 grupos (1 controle e 2 experimentais). Cada grupo experimental treinou em uma intensidade, e um grupo treinou em intensidade moderada e o outro em intensidade alta. O programa de exercícios contemplou os grandes grupos musculares e teve duração de 1 h, protocolo bastante semelhante aos prescritos na maioria das academias. Ao final do estudo, cerca de 60% dos idosos que treinaram em alta intensidade diminuíram os sintomas da doença, mas no grupo que treinou em intensidade moderada apenas cerca de 40% deles responderam ao exercício. Parece então que, dependendo da intensidade do exercício, pode-se aperfeiçoar a eficácia da intervenção. Além disso, foi estabelecida uma correlação entre o ganho de força muscular e a diminuição dos sintomas de depressão. Mais recentemente, Cassilhas *et al.*[37] verificaram, em idosos, que 6 meses de treinamento resistido em alta intensidade foram eficazes na melhora do humor, reduzindo significativamente os sintomas de ansiedade e depressão.

Metanálises mostraram que o exercício físico traz uma melhora significativa na autoestima em todas as idades e em ambos os gêneros.[38] O exercício físico aeróbico, nesse aspecto, produziu efeitos mais acentuados, especialmente em crianças com deficiência física.[38]

Parece, então, que ambos os exercícios, resistido e aeróbio, são eficientes na melhora dos transtornos do humor em pacientes adultos e idosos. Ao contrário dos transtornos da ansiedade, a intensidade do exercício parece não ter um efeito dicotômico. A eficácia do treinamento de alta intensidade parece ser mais destacada nesses tipos de transtornos, sendo recomendado, sempre que possível, o treinamento acima da intensidade moderada para indivíduos em boas condições de treinamento.

MECANISMOS

Os mecanismos pelos quais o exercício físico afeta a saúde mental ainda não são completamente compreendidos.[39] Os mecanismos propostos atualmente são principalmente bioquímicos, fisiológicos e psicológicos. Já foi proposto que o efeito terapêutico ocorria por aumento da ativação e liberação das endorfinas e monoaminas. A hipótese da endorfina foi proposta após se observar a sensação de euforia relatada pelos corredores maratonistas. Postulou-se que a produção de endorfinas, que são peptídeos de ação opioide, produziria um efeito semelhante ao da morfina, reduzindo a sensação de dor e causando euforia.[40,41] Esses opiáceos naturais podem ser produzidos como um analgésico natural em resposta ao estresse que o corpo sofre durante o exercício físico. Os pesquisadores também já verificaram os efeitos das endorfinas sobre o humor associados à ativação dos lobos frontais e do hipocampo, mas esse fenômeno precisa ser mais bem descrito. A maior parte das pesquisas nessa área foram realizadas em animais, porém alguns estudos em humanos mostraram que é necessária uma grande intensidade de exercício físico para liberar endorfinas e causar euforia.[42] A hipótese monoaminérgica propõe que o exercício físico melhora a transmissão sináptica aminérgica (noradrenalina, dopamina e serotonina), que melhora o alerta e a atenção.[43-45] Esses neurotransmissores têm sido associados à melhora do humor e, de fato, alguns medicamentos antidepressivos agem nesses sistemas neuroquímicos. No entanto, essa hipótese ainda não foi suficientemente explorada.

Os mecanismos fisiológicos incluem a melhora do bem-estar físico percebido pelo indivíduo e a hipótese termogênica.[46-49] A ligação entre função fisiológica e bem-estar psíquico é comprovada em vários estudos epidemiológicos.[48] Nesse caso, o exercício físico também causa bem-estar psicológico por causa da sensação de que o corpo está mais saudável e bem disposto. A hipótese termogênica afirma que o aumento de temperatura devido ao exercício físico é o responsável pela melhora do humor.[49] Essa hipótese foi desenvolvida a partir da observação do benefício de saunas e banhos quentes, porém existem poucos dados apoiando essa hipótese, e muitos estudos não conseguiram mostrar uma relação entre o aumento da temperatura central e o estado psicológico.[50]

Os mecanismos psicológicos incluem a hipótese da distração, da autoeficácia, do autodomínio e da interação social. A teoria da distração[51] propõe que o lazer e a distração que acompanham o exercício físico são os responsáveis pelo bem-estar psíquico, tendo efeitos semelhantes à psicoterapia. Nesse caso, o exercício físico ocupa a nossa mente distraindo-a de aspectos estressantes da nossa vida psicológica. Ainda não existem suficientes dados para apoiar essa hipótese, mas alguns autores sugerem que ela explica os efeitos antidepressivos agudos da atividade física.[39,41] A teoria da autoeficácia propõe que a melhora do humor está relacionada ao sucesso do indivíduo em realizar a tarefa física, melhorando a autoconfiança e o senso de eficácia, assim como a sua capacidade de lidar com os problemas cotidianos.[39,41] A sensação de bem-estar físico e estético leva a uma maior autoestima, que aumenta conforme vão sendo superadas as barreiras clínicas. A hipótese do autodomínio propõe que a superação das metas do exercício físico aumenta a independência, o sucesso e o senso de controle sobre a situação.[52] Esses sentimentos se transportam para o funcionamento na vida diária melhorando a saúde mental. De fato, as hipóteses da autoeficácia e do autocontrole são muito próximas e relacionadas.[53] A hipótese da interação social propõe que as relações sociais e o mútuo apoio durante o exercício físico são a causa de uma importante parte do efeito do exercício físico na saúde mental.[54] A interação social que ocorre durante o exercício físico também é benéfica, e a estima social que acompanha a atividade física também é uma recompensa psicológica e um fator de proteção.[55,56] Contrariando essa hipótese, alguns estudos mostraram que a interação social é desnecessária para que haja o efeito de bem-estar mental.[57] Parece que a possibilidade de interação é mais importante para grupos socialmente excluídos, como idosos e pacientes com depressão.[53]

Além disso, uma das hipóteses mais aceitas é que o exercício físico tem efeitos favoráveis na plasticidade cerebral e na função cognitiva.[46,47] Essa hipótese justificaria o efeito benéfico na maioria dos quadros psiquiátricos pela ação neurotrófica. O exercício físico também estimula a produção de fator de crescimento derivado do cérebro (*brain-derived neurotrophic fator* – BDNF) que faz com que os neurônios tenham maior longevidade, melhorando o humor. Segundo esses trabalhos, isso também explicaria alguns efeitos benéficos do exercício físico.

Basicamente, a hipótese se refere à diminuição de neurotrofinas em regiões específicas do encéfalo (relacionadas com cada quadro psiquiátrico), o que torna essas regiões com neuroplasticidade reduzida. Se a neuroplasticidade está reduzida, a capacidade de essas regiões se adaptarem a novos estímulos também se reduz, o que, cronicamente, pode manifestar os mais diferentes quadros psiquiátricos. O fato é que se relata, por exemplo, hipotrofia no hipocampo de indivíduos deprimidos atribuída a uma diminuição da concentração do fator de crescimento derivado do cérebro.[58,59] Essa hipótese foi corroborada por estudos clínicos e em animais. As intervenções terapêuticas parecem elevar as concentrações cerebrais de BDNF.[60]

Camundongos *knock-out* para BDNF e/ou seu receptor transmembrânico TrkB mostraram quadro comportamental sugestivo de depressão e ansiedade, mesmo com a ação de antidepressivos.[59] Isso corrobora o estudo De Foubert *et al.*[61] para investigar a expressão do RNAm do BDNF no hipocampo de ratos submetidos à administração oral de fluoxetina. Observou-se que, após 14 dias, houve um aumento no RNAm de BDNF em diversas áreas do hipocampo em relação ao controle, mas isso não foi visto nos animais administrados por 4 ou 7 dias. Esses resultados podem tentar explicar o porquê de a remissão dos sintomas depressivos acontecer num período não inferior a 2 semanas.

Além de os estudos em animais indicarem uma alteração na concentração central de BDNF, especialmente no hipocampo, existem fortes evidências de que a concentração sérica de BDNF também está relacionada com indivíduos deprimidos. Uma metanálise recente de Sen *et al.*[62] tinha o objetivo de verificar o quanto a con-

46 | PSICOBIOLOGIA DO EXERCÍCIO

centração sérica de BDNF estava relacionada com indivíduos deprimidos e com os medicamentos antidepressivos. Observou-se que os pacientes deprimidos tinham uma concentração sérica de BDNF menor quando comparados a indivíduos sem o transtorno do humor. Ainda, foi verificado que os pacientes deprimidos tratados com antidepressivos aumentaram significativamente o BDNF no soro e só os que tiveram aumento do BDNF é que, de fato, mostraram melhora dos sintomas. Esses resultados, em conjunto com os estudos em animais, sugerem que o BDNF sérico pode ser um importante biomarcador para a depressão e outros transtornos psiquiátricos.

Terao[63] propôs a hipótese de que a redução do BDNF estaria presente em pacientes com transtorno bipolar do humor. Em pacientes durante um episódio de mania, a concentração cerebral de BDNF estaria diminuída, o que poderia estar relacionado com o quadro psiquiátrico. Ainda, o tratamento com lítio tende a aumentar a atividade neurotrófica e diminuir a apoptose neuronal. Para reforçar a hipótese do BDNF no transtorno bipolar do humor, Cunha *et al.*[64] verificaram menor concentração sérica de BDNF em pacientes bipolares que estavam em mania ou em depressão quando comparados aos eutímicos ou aos normais. Parece então que a normalização dos níveis de BDNF precisa ocorrer para se verificar melhora dos sintomas clínicos da doença. Em cérebros de pacientes adolescentes suicidas diagnosticados com depressão, foi feita a expressão dos genes do BDNF e do TrKB. Após a análise, foi constatada menor expressão (do BDNF e do TrKB) nas áreas do córtex pré-frontal e hipocampo dos cérebros dos suicidas do que os dos controles.

Além do BDNF, outros fatores de crescimento com ação neurotrófica vêm sendo apontados como participantes dos mecanismos neurotróficos. O fator de crescimento símile à insulina 1 (*insulin-like growth fator 1* – IGF-1) parece participar da neurobiologia dos transtornos psiquiátricos em geral. Estudos em modelos animais de depressão apontaram efeitos antidepressivos do IGF-1 quando administrado via intracerebral.[65] Khawaja *et al.*[66] mostraram em ratos que a concentração de IGF-1 aumentou sob a administração de fluoxetina por 2 semanas. Parece ainda que o IGF-1 está também relacionado com a neurobiologia da esquizofrenia.[67,68]

Apoiando a hipótese de que os fatores neurotróficos estão envolvidos na gênese e na resposta terapêutica das doenças psiquiátricas, uma revisão ampla, empreendida por Agid *et al.*[69] abordou os mecanismos moleculares da maioria dos medicamentos psiquiátricos pelos quais estes melhoravam os quadros psiquiátricos. Em geral, os antidepressivos, antipsicóticos e estabilizadores do humor, de uma forma indireta, aumentavam a ativação das vias do BDNF e do IGF-1, o que resultava em maior síntese de proteína, atividade sináptica e menor apoptose neuronal e mitocondrial. Todos esses efeitos contribuem para a melhora do funcionamento da rede neuronal, tornando-a mais adaptável. Desse modo, esses medicamentos, agindo na rede neural e em áreas específicas do cérebro, como no córtex pré-frontal ou hipocampo, podem contribuir para a restauração da atividade sináptica normal e melhora clínica do paciente.

Resta, no entanto, entender como o exercício influencia os fatores neurotróficos. Em 1994, Neeper *et al.*[70] demonstraram que roedores que corriam na roda de corrida tinham aumento cerebral do BDNF. Após essa evidência, inúmeros estudos foram conduzidos e foi constatado que a atividade aeróbia é uma forma eficiente de aumentar a concentração cerebral e sérica de BDNF.[71-75] Além do BDNF, o IGF-1 parece responder ao exercício aeróbio, porém menos que o BDNF e de forma sinérgica com este. Existem evidências recentes de que dependendo do tipo do exercício – aeróbio ou resistido – há uma ativação divergente nas vias de BDNF e IGF-1. Em estudo recente conduzido por Cassilhas *et al.*[71] verificou-se que ratos submetidos a 10 semanas de exercício resistido ou aeróbio mostraram efeitos positivos na memória e na neuroplasticidade do hipocampo. No entanto, o exercício resistido estimulou acentuadamente a via do IGF-1 e o exercício aeróbio ao do BDNF. Pode-se assumir, então, que ambos os tipos de exercício físico podem estimular a neuroplasticidade, reverter ou prevenir perda neuronal, atuando como um potente neuroprotetor não farmacológico. Além disso, essas evidências apontam para efeitos farmacomiméticos do exercício físico nas doenças mentais, elevando a sua importância em associação aos mecanismos neurobiológicos dos medicamentos, tendo a vantagem de não oferecer efeitos colaterais e riscos mínimos à saúde, além de melhorar uma série de outros sistemas biológicos.

CONCLUSÃO

O peso das evidências de vários estudos apoia amplamente a hipótese de que o exercício físico pode melhorar o bem-estar mental e prevenir doenças mentais em adultos jovens e idosos, principalmente quando adaptado aos gostos e circunstâncias individuais. As evidências atuais apontam que o exercício físico, usado como terapia, pode ser inserido no gerenciamento das doenças psiquiátricas. Em geral, o exercício aeróbio pode ser utilizado com mais eficácia no tratamento dos transtornos da ansiedade, mas não se pode descartar o treinamento resistido para esse grupo de doenças. Em relação à intensidade, recomenda-se o treinamento em intensidade até moderada para pacientes com transtornos do pânico. Para os outros transtornos da ansiedade, não há nenhuma restrição em relação à intensidade alta. Para os transtornos do humor, ambos os exercícios físicos (aeróbio e resistido) são eficazes, com altos níveis de evidências, tendo-se que observar a necessidade e preferência de cada paciente para cada tipo de exercício físico. Em relação aos aspectos neurobiológicos, o exercício parece ter uma ação farmacomimética no sistema nervoso central. As vias neurotróficas (BDNF e IGF-1) são estimuladas tanto com medicamento psiquiátrico quanto com a prática do exercício físico, ambos levando à melhora da comunicação trófica e ao consequente aumento da neuroplasticidade, resultando na melhora da função dos neurônios das regiões cerebrais envolvidas com cada transtorno psiquiátrico. É uma relação complexa e com muita variabi-

48 | PSICOBIOLOGIA DO EXERCÍCIO

lidade individual. A maior parte dos pesquisadores, no entanto, acredita que esse efeito se deve a uma combinação de fatores neuroquímicos, fisiológicos e psicossociais. Claramente, mais estudos serão necessários, utilizando-se metodologias mais sofisticadas, como, por exemplo, novas tecnologias de imagem e métodos mais precisos para medir a atividade física. Esses estudos poderão especificar melhor os diferentes tipos de exercício físico e os melhores meios sociais para promover o bem-estar físico e mental dos pacientes. No entanto, os conhecimentos atuais sobre os efeitos do exercíco na saúde mental já permitem uma melhor abordagem multidisciplinar da saúde mental, tanto no âmbito individual como nas políticas públicas, visando a uma maior eficácia no uso dos recursos disponíveis.

Referências bibliográficas

1. Organização Pan-Americana da Saúde, Organização Mundial da Saúde. Relatório sobre saúde no mundo. 2001.
2. Organização Mundial da Saúde. Relatório da Organização Mundial de Saúde. Doenças mentais atingem 450 milhões de pessoas. 2001.
3. de Mello MF, de Mello AAF, Kohn R. Epidemiologia da Saúde Mental no Brasil. São Paulo: Artmed, 2006.
4. Viana FFM. Estudos epidemiológicos na área de saúde mental realizados no Brasil. OBJN 2006; 5(1).
5. American College of Sports Medicine. American College of Sports Medicine position stand. The recommended quantity and quality of exercise for developing and maintaining cardiorespiratory and muscular fitness in healthy adults. *Med Sci Sports Exerc* 1990; *22*(2):265-274.
6. Mello MT, Boscolo RA, Esteves AM, Tufik S. O exercício físico e os aspectos psicobiológicos. Rev Bras Med Esporte, 2005; *11*(3):1-4.
7. Regier DA, Boyd JH, Burke JD Jr, Rae DS, Myers JK, Kramer M, Robins LN, George LK, Karno M, Locke BZ. One-month prevalence of mental disorders in the United States. Based on five Epidemiologic Catchment area sites. *Arch Gen Psychiatry*, 1988; *45*(11):977-86.
8. Motl RW, O'connor PJ, Dishman RK. Effects of cycling exercise on the soleus H-reflex and state anxiety among men with low or high trait anxiety. *Psychophysiology*, 2004; *41*(1):96-105.
9. Petruzzello SJ, Landers DM. State anxiety reduction and exercise: does hemispheric activation reflect such changes? *Med Sci Sports Exerc*, 1994; *26*(8):1028-35.
10. Kugler J, Seelbach H, Krüskemper GM. Effects of rehabilitation exercise programmes on anxiety and depression in coronary patients: a meta-analysis. *Br J Clin Psychol*, 1994; *33*(3):401-10.
11. Kelley G, Tran ZV. Aerobic exercise and normotensive adults: A meta-analysis. *Medicine and Science in Sports and Exercise*, 1995; *27*(10):1371-1377.
12. Hammer WM, Wilmore JH. An exploratory investigation in personality measures and physiological alterations during a 10-week jogging program. *J Sports Med Phys Fitness*, 1973; *13*(4):238-247.
13. Lion LS. Psychological effects of jogging: a preliminary study. Percept Mot Skills 1978; 47(3 Pt 2):1215-1218.
14. Brown DR, Morgan WP, Raglin JS. Effects of exercise and rest on the state anxiety and blood pressure of physically challenged college students. *J Sports Med Phys Fitness*, 1993; *33*(3):300-305.
15. Lavie CJ, Milani RV, O'Keefe JH, Lavie TJ. Impact of exercise training on psychological risk factors. *Prog Cardiovasc Dis*, 2011; *53*(6):464-70.
16. Herring MP, O'Connor PJ, Dishman RK: The effect of exercise training on anxiety symptoms among patients. *Arch Intern Med*, 2010; *170*:321-331.
17. Lavie CJ, Milani RV. Impact of aging on hostility in coronary patients and effects of cardiac rehabilitation and exercise training in elderly persons. *Am J Geriatr Cardiol*, 2004; *13*:125-130.
18. Yeragani VK, Meiri PC, Pohl R, Balon R, Merlos B. Heart rate and blood pressure: significance of the law of initial values. *Pharmacopsychiatry*, 1990; *23*(6):279-282.

O EXERCÍCIO FÍSICO E OS TRANSTORNOS PSIQUIÁTRICOS | 49

19. Stein JM, Papp LA, Klein DF, Cohen S, Simon J, Ross D et al. Exercise tolerance in panic disorder patients. *Biol Psychiatry*, 1992; *32*(3):281-287.
20. Martinsen EW, Raglin JS, Hoffart A, Friis S. Tolerance to intensive exercise and high levels of lactate in panic disorder. *J Anxiety Disord*, 1998; *12*(4):333-342.
21. Broocks A, Meyer TF, Bandelow B, George A, Bartmann U, Ruther E et al. Exercise avoidance and impaired endurance capacity in patients with panic disorder. *Neuropsychobiology,* 1997; *36*(4):182-187.
22. Brown RA, Abrantes AM, Strong DR, Mancebo MC, Menard J, Rasmussen SA et al. A pilot study of moderate--intensity aerobic exercise for obsessive compulsive disorder. *J Nerv Ment Dis*, 2007; *195*(6):514-520.
23. Furlan PM, DeMartinis N, Schweizer E, Rickels K, Lucki I. Abnormal salivary cortisol levels in social phobic patients in response to acute psychological but not physical stress. *Biol Psychiatry*, 2001; *50*(4):254-259.
24. Kessler RC, McGonagle KA, Zhao S, Nelson CB, Hughes M, Eshelman S, Wittchen HU, Kendler KS. Lifetime and 12-month prevalence of DSM-III-R psychiatric disorders in the United States: Results from the National Co--morbidity Survey. *Archives of General Psychiatry*, 1994; *51*:8-19.
25. Simon GE, VonKorff M, Barlow W. Health care costs of primary care patients with recognized depression. *Archives of General Psychiatry*, 1995; *52*:850-856.
26. Babyak M, Blumenthal JA, Herman S, Khatri P, Doraiswamy M, Moore K, Craighead WE, Baldewicz TT, Krishnan KR. Exercise treatment for major depression:maintenance of therapeutic benefit at 10 months. *Psychosom Med*, 2000; *62*(5):633-8.
27. Lavie CJ, Milani RV. Adverse psychological and coronary risk profiles in young patients with coronary artery disease and benefits of formal cardiac rehabilitation. *Arch Intern Med*, 2006; *166*:1878-1883.
28. Milani RV, Lavie CJ, Cassidy MM. Effects of cardiac rehabilitation and exercise training programs on depression in patients after major coronary events. *Am Heart J*, 1996; *132*:726-732.
29. Franz SI, Hamilton GV. The effects of exercise upon retardation in conditions of depression. *American Journal of Insanity*, 1905; *62*:239-256.
30. Milani RV, Lavie CJ. Behavioral differences and effects of cardiac rehabilitation in diabetic patients following cardiac events. *Am J Med*, 1996; *100*:517-523.
31. Milani RV, Lavie CJ. Impact of cardiac rehabilitation on depression and its associated mortality. *Am J Med*, 2007; *120*:799-806.
32. Thachil AF, Mohan R, Bhugra D. The evidence base of complementary and alternative therapies in depression. *The Journal of Affective Disorders*, 2007; *97*(1-3):23-35.
33. Craft LL, Perna FM. The Benefits of Exercise for the Clinically depressed. *Prim Care Companion J Clin Psychiatry*, 2004; *6*(3):104-111.
34. North TC, McCullagh P, Tran ZV. Effect of exercise on depression. *Exercise and Sport Science Reviews*, 1990; *18*:379-415.
35. Antunes HK, Stella SG, Santos RF, Bueno OF, de Mello MT. Depression, anxiety and quality of life scores in seniors after an endurance exercise program. *Revista Brasileira de Psiquiatria*, 2005; *27*(4):266-271.
36. Singh NA, Clements KM, Fiatarone MA. A randomized controlled trial of progressive resistance training in depressed elders. The Journals of Gerontology, Series A, *Biological Sciences and Medical Sciences*, 1997; *52*(1):M27-M35.
37. Cassilhas RC, Antunes HK, Tufik S, de Mello MT. Mood, anxiety, and serum IGF-1 in elderly men given 24 weeks of high resistance exercise. *Percept Mot Skills,* 2010; *110*(1):265-276.
38. McDonald DG, Hodgdon JA. *The psychological effects of aerobic fitness training: Research and theory*, 1991; New York: Springer-Verlag.
39. Craft L. Exercise and clinical depression: Examining two psychological mechanisms. *Psychology of Sport and Exercise*, 2005; *6*:151-171.
40. Hoffman P. The endorphin hypothesis. *In:* Morgan WP (ed). *Physical activity and mental health*, 1997. Washington: Taylor and Francis.
41. Paluska SA, Schwenk TL. Physical activity and mental health: Current concepts. *Sports Medicine*, 2000; *29*(3):167-180.
42. Markoff RA, Ryan P, Young T. Endorphins and mood changes in long distance running. *Medicine and Science in Sports and Exercise*, 1982; *14*(1):11-15.

50 | PSICOBIOLOGIA DO EXERCÍCIO

43. Chaouloff F. The seratonin hypothesis. *In:* Morgan WP (ed). *Physical activity and mental health*, 1997; Washington, DC: Taylor and Francis.
44. Faulkner G, Carless D. Physical activity and mental health. *In:* McKenna J. Riddoch C (eds). *Perspectives on health and exercise*, 2003; Hampshire: Palgrave Macmillan.
45. Ransford CP. A role for amines in the anti depressant effect of exercise: A review. *Medicine and Science in Sports and Exercise*, 1982; *14*(1):1-10.
46. Blumenthal JA, Babyak MA, Moore KA, Craighead WE, Herman S, Khatri P, Waugh R, Napolitano MA, Forman LM, Appelbaum M, Doraiswamy PM, Krishnan KR. Effects of exercise training on older patients with major depression. *Arch Intern Med*, 1999; *159*(19):2349-56.
47. Babyak M, Blumenthal JA, Herman S, Khatri P, Doraiswamy M, Moore K, Craighead WE, Baldewicz TT, Krishnan KR. Exercise treatment for major depression: maintenance of therapeutic benefit at 10 months. *Psychosom Med*, 2000; *62*(5):633-8.
48. Biddle SJH, Fox KR, Boucher SH. *Physical activity and psychological well-being*, 2000; London: Routledge.
49. Morgan WP, Goldston SE. *Exercise and mental health*, 1987; Washington: Hemisphere.
50. Daley A. Exercise therapy and mental health in clinical populations: Is exercise therapy a worthwhile intervention? *Advances in Psychiatric Treatment*, 2002; *8*:262-270.
51. Bahrke MS, Morgan WP. Anxiety reduction following exercise and meditation. *Cognitive Therapy Research*, 1978; *2*(4):323-333.
52. Greist JH, Ossip-Klein MH, Eischens RR, Faris JW, Gurman AS, Morgan WP. Running as a treatment for depression. *Comprehensive Psychiatry*, 1979; *20*:41-54.
53. Crone D, Smith A, Gough B. The physical activity and mental health relationship a contemporary perspective from qualitative research. *Acta Univ Palacki Olomuc Gymn*, 2006; *36*(3):29-35.
54. Ransford, CP. A role for amines in the anti depressant effect of exercise: A review. *Medicine and Science in Sports and Exercise*, 1982; *14*(1):1-10.
55. Eppright TD, Sanfacon JA, Beck NC, Bradley JS. Sport Psychiatry in Childhood and Adolescence: an Overview. *United States Child Psychiatry and Human Development*, 1997; *28*:71-88.
56. Faulkner G, Taylor A. *Exercise, Health and Mental Health: Emerging Relationships*, 2005; London: Routledge.
57. Glenister D. Exercise and mental health: A review. *Journal for the Royal Society of Health*, 1996; 2:7-13.
58. Duman RS, Monteggia LM. A neurotrophic model for stress-related mood disorders. *Biol Psychiatry*, 2006; *59*(12):1116-1127.
59. Saarelainen T, Hendolin P, Lucas G, Koponen E, Sairanen M, MacDonald E et al. Activation of the TrkB neurotrophin receptor is induced by antidepressant drugs and is required for antidepressant-induced behavioral effects. *J Neurosci*, 2003; *23*(1):349-357.
60. Wang JW, Dranovsky A, Hen R. The when and where of BDNF and the antidepressant response. *Biol Psychiatry*, 2008; *63*(7):640-641.
61. De Foubert G, Carney SL, Robinson CS, Destexhe EJ, Tomlinson R, Hicks CA et al. Fluoxetine-induced change in rat brain expression of brain-derived neurotrophic factor varies depending on length of treatment. *Neuroscience*, 2004; *128*(3):597-604.
62. Sen S, Duman R, Sanacora G. Serum Brain-Derived Neurotrophic Factor, Depression, and Antidepressant Medications: Meta-Analyses and Implications. *Biol Psychiatry*, 2008.
63. Terao T. Mania is probably associated with hypoactivity of central brain-derived neurotrophic factor. *Med Hypotheses*, 2008; *70*(6):1232.
64. Cunha AB, Frey BN, Andreazza AC, Goi JD, Rosa AR, Goncalves CA et al. Serum brain-derived neurotrophic factor is decreased in bipolar disorder during depressive and manic episodes. *Neurosci Lett*, 2006; *398*(3):215-219.
65. Hoshaw BA, Malberg JE, Lucki I. Central administration of IGF-I and BDNF leads to long-lasting antidepressant-like effects. *Brain Research*, 2005; *1037*(1-2):204-208.
66. Khawaja X, Xu J, Liang JJ, Barrett JE. Proteomic analysis of protein changes developing in rat hippocampus after chronic antidepressant treatment: Implications for depressive disorders and future therapies. *Journal of Neuroscience Research*, 2004; *75*(4):451-460.

67. Venkatasubramanian G, Chittiprol S, Neelakantachar N, Naveen MN, Thirthall J, Gangadhar BN et al. Insulin and insulin-like growth factor-1 abnormalities in antipsychotic-naive schizophrenia. *Am J Psychiatry*, 2007; *164*(10):1557-1560.
68. Venkatasubramanian G, Chittiprol S, Neelakantachar N, Shetty T, Gangadhar BN. Effect of antipsychotic treatment on Insulin-like Growth Factor-1 and cortisol in schizophrenia: a longitudinal study. *Schizophr Res*, 2010; *119*(1-3):131-137.
69. Agid Y, Buzsaki G, Diamond DM, Frackowiak R, Giedd J, Girault JA et al. How can drug discovery for psychiatric disorders be improved? *Nature Review Drug Discovery*, 2007; *6*(3):189-201.
70. Neeper SA, Gomez-Pinilla F, Choi J, Cotman C. Exercise and brain neurotrophins. *Nature*, 1995; *373*(6510):109.
71. Cassilhas RC, Lee KS, Fernandes J, Oliveira MG, Tufik S, Meeusen R et al. Spatial memory is improved by aerobic and resistance exercise through divergent molecular mechanisms. *Neuroscience*, 2012; *202*:309-317.
72. Knaepen K, Goekint M, Heyman EM, Meeusen R. Neuroplasticity - exercise-induced response of peripheral brain-derived neurotrophic factor: a systematic review of experimental studies in human subjects. *Sports Med*, 2010; *40*(9):765-801.
73. Meeusen R, De Meirleir K. Exercise and brain neurotransmission. *Sports Med*, 1995; *20*(3):160-188.
74. Meeusen R. Exercise and the brain: insight in new therapeutic modalities. *Ann Transplant*, 2005; *10*(4):49-51.
75. Nestler EJ, Barrot M, DiLeone RJ, Eisch AJ, Gold SJ, Monteggia LM. Neurobiology of depression. *Neuron*, 2002; *34*(1):13-25.

Funções Cognitivas e o Exercício Físico

Patrícia Rzezak • Marco Túlio de Mello

INTRODUÇÃO

Nas últimas décadas, o interesse pelos efeitos do exercício físico sobre a saúde de indivíduos saudáveis, assim como de pessoas com algum tipo de patologia, vem aumentando consideravelmente.[1] Diversos estudos vêm evidenciando os efeitos benéficos da prática regular de exercícios físicos para os sistemas cardiovascular, muscular e endocrinológico.

No entanto, além dos benefícios na esfera física, uma importante linha de pesquisa tem apontado a relação entre o exercício físico e a melhora no funcionamento cerebral.[2] Assim, estudos em modelos animais sugerem, há décadas, que a realização de atividade física em roda de atividade promove um efeito positivo no crescimento neuronal em sistemas cerebrais importantes para o aprendizado e a memória, indicando que a atividade física influencia as funções cognitivas e as estruturas cerebrais a elas relacionadas.[3] Por funções cognitivas entendem-se aquelas habilidades mentais relacionadas com o processamento de informações, podendo ser subdivididas didaticamente em atenção, percepção visual, funções motoras, visuoconstrução, linguagem, memória, aprendizagem, funções executivas e funções intelectuais.[4]

Estudos em humanos que abordaram essa temática investigaram desde processos cognitivos básicos, como a organização perceptual, a velocidade de processamento mental, o tempo de reação para escolhas simples e complexas, até habilidades superiores, tais como a memória e as funções executivas.[5] Contudo, diversas variáveis parecem determinar os efeitos do exercício físico na cognição. Assim, alguns aspectos que serão aprofundados nesta revisão são: (i) a diferença entre exercícios físicos agudos e crônicos; (ii) impacto do exercício físico em diferentes faixas etárias; e (iii) o efeito de diferentes intensidades e duração do exercício físico

54 | PSICOBIOLOGIA DO EXERCÍCIO

sobre a cognição. Além disso, serão discutidos alguns (iv) modelos de explicação para os efeitos do exercício físico sobre a cognição.

EXERCÍCIO AGUDO E CRÔNICO

A relação entre o exercício agudo e o funcionamento cognitivo vem sendo explorada intensamente nos últimos 50 anos, existindo mais de 150 estudos empíricos publicados nesse período, além de revisões que sumarizam e sintetizam tais achados.[5]

Na tentativa de compreender os efeitos do exercício físico agudo sobre a cognição, diferentes metodologias foram utilizadas, porém estas podem ser divididas em três grandes grupos. O primeiro constitui aqueles estudos cujos protocolos experimentais simulam programas de exercício prescritos a esportistas recreacionais. Nesses estudos, os protocolos envolvem exercícios cardiorrespiratórios de intensidade fixa e são designados para melhorar o humor e a sensação de bem-estar.[6] Outro grupo de estudos utiliza exercícios que provocavam diferentes níveis de alerta fisiológico nos participantes, mensurados pelos batimentos cardíacos, consumo de oxigênio, avaliação do nível de exaustão percebido e outros índices biológicos.[7,8] Aqui, as avaliações cognitivas são realizadas repetitivamente durante o exercício físico. Por fim, o terceiro grupo investiga os efeitos da fadiga física sobre a cognição.[9-12] Para tal, tipicamente requerem que os voluntários completem protocolos de incremento de carga até a exaustão voluntária ou que mantenham o exercício físico em uma carga fixa, porém intensa, por um longo período de tempo.

A maior parte dos estudos que utilizaram em sua metodologia uma carga fixa de volume e intensidade, avaliados na revisão de Tomporowski,[13] demonstrou que o exercício do tipo aeróbio, realizado em intensidade moderada por um período inferior a 90 min, produz melhoras cognitivas seletivas. As funções cognitivas que mais se beneficiaram desse tipo de exercício foram o processamento de informações, processos envolvidos com a resolução de problemas complexos e as funções atencionais relacionadas com a inibição.

Estudos do segundo grupo utilizaram-se das avaliações cognitivas repetidas para determinar se o nível de alerta físico aumentava como função direta do exercício. Segundo esse modelo, a relação entre o alerta e o desempenho cognitivo seguiria uma curva de "U" invertido (Ω), revelando que, após um momento de pico de melhora cognitiva, ocorreria um declínio com o aumento progressivo da intensidade.[14]

Enquanto alguns autores demonstraram que a capacidade de tempo de reação obedecia à relação Ω,[7] outros estudos que investigaram o impacto do aumento do alerta induzido pelo exercício na cognição não encontraram esse efeito. Nesses estudos, o achado mais significativo é de que a velocidade de resposta dos voluntários fica diminuída em situações de exercício físico quando comparada com a observada em situações de descanso ou de exercício de baixa intensidade.[8]

FUNÇÕES COGNITIVAS E O EXERCÍCIO FÍSICO | 55

A relação entre o alerta induzido pelo exercício físico e o desempenho cognitivo é complexa. A falta de consistência nos achados que verificavam a relação Ω do alerta com a cognição vem gerando grande discussão, inclusive sobre o conceito de alerta e suas formas de mensuração. Ainda assim, algumas variáveis que não foram consideradas nesses estudos podem ter determinado as diferenças de resultados (*i.e.* tipo de tarefa cognitiva, experiência e nível de atividade física do voluntário). Tomporowski[13] sugere que a utilização de novas técnicas de neuroimagem trará novos argumentos para essa polêmica, facilitando a compreensão da relação entre o alerta fisiológico e a cognição.

Pesquisas que verificaram o impacto de exercícios físicos de intensidade alta na cognição baseiam-se na expectativa de que o exercício anaeróbio intenso produzirá fadiga, o que será responsável pelos déficits cognitivos. Esses estudos têm consistentemente falhado em demonstrar uma relação entre o exercício exaustivo e habilidades relacionadas com a percepção visuoespacial[9,10] Por outro lado, foi observado um efeito negativo, embora passageiro, desse tipo de atividade nas capacidades de preparação de respostas.[11] Curiosamente, um efeito positivo do exercício intenso foi observado nas habilidades de memória de curto prazo e na estimativa de tempo de homens jovens.[12]

A avaliação dos efeitos do exercício físico realizado de forma regular e por um período de tempo que pode ser de semanas, meses a anos constitui outra modalidade de estudos. Nesse cenário, alguns autores vêm investigando os efeitos do exercício crônico, ou do treinamento, sobre o funcionamento cognitivo.

Existem evidências de que a realização de atividades físicas em idades precoces e a acumulação dessas atividades ao longo da vida estão relacionadas com uma maior reserva cognitiva em idades mais avançadas. Desse modo, ser fisicamente ativo entre as idades de 15 e 25 anos esteve positivamente associado com o funcionamento cognitivo em homens idosos,[15] e o hábito de realizar exercícios regularmente entre 25 e 50 anos foi um fator de proteção contra o aparecimento de demência em indivíduos idosos.[16]

No entanto, parece que esses benefícios são idade-dependentes. Richards *et al.*[17] observaram que fazer atividades físicas aos 43 anos era um melhor preditor de alterações de memória entre as idades de 43 e 53 anos do que a quantidade de exercício realizado até a idade de 36 anos. Além disso, aqueles participantes que interromperam o exercício após os 36 anos perderam o fator de proteção contra os prejuízos de memória, sugerindo que os efeitos positivos das atividades físicas anteriores são perdidos quando a atividade não é mantida. Por fim, aqueles que iniciaram as atividades após os 36 anos e as mantiveram demonstraram melhores resultados em testes de memória.

Ainda assim, apesar de alguns estudos de intervenção terem encontrado melhoras no desempenho em testes cognitivos em indivíduos treinados aerobicamente em oposição a sujeitos não treinados, outros estudos não encontraram diferenças

PSICOBIOLOGIA DO EXERCÍCIO

entre os grupos. Alguns fatores devem ser considerados para justificar essas incongruências, tais como: avaliação de diferentes aspectos cognitivos; a duração, intensidade e tipo de programa de exercício investigado; faixa etária estudada; saúde e nível de escolaridade dos participantes e a forma como os resultados do treinamento foram mensurados.

Cabe ressaltar, no entanto, que os estudos de metanálise realizados apresentam resultados significativos, demonstrando os efeitos positivos do exercício físico crônico para a cognição.

Colcombe e Kramer,[18] em sua metanálise apenas com estudos clínicos randomizados, demonstraram que o exercício crônico estaria associado com melhoras clinicamente significativas nas funções executivas, velocidade de processamento de informações, memória e funções motoras. No entanto, os exercícios físicos tenderiam a beneficiar primeiramente as funções executivas (planejamento, inibição, tomada de decisão) e, em menor escala, as habilidades visuoespaciais e de velocidade de processamento.

Já na metanálise de Smith et al.,[19] os resultados indicaram que o treinamento conferiu melhoras sutis das funções cognitivas, incluindo os processos atencionais e de velocidade de processamento, funções executivas e memória.

EXERCÍCIO FÍSICO EM DIFERENTES FAIXAS ETÁRIAS

A literatura sobre os benefícios do exercício físico crônico na cognição de adultos jovens ou crianças é escassa quando comparada com a quantidade de estudos publicados em idosos.[2]

O interesse no estudo de indivíduos idosos pode ser, ao menos em parte, explicado pela necessidade de encontrar formas de diminuir o impacto dos efeitos deletérios do envelhecimento normal sobre as funções cognitivas, em especial da memória.

Nesse sentido, a relação entre o exercício e o funcionamento cognitivo tem sido aprofundada pela observação de que diversos fatores relativos ao estilo de vida, incluindo a participação em exercícios físicos, estão associados com a manutenção da cognição e redução dos riscos de doenças neurodegenerativas, tais como a doença de Alzheimer e a demência vascular.[3,20,21]

Alguns estudos clínicos randomizados examinaram se o treinamento físico tem um efeito positivo sobre diversas funções cognitivas de idosos. A maior parte desses estudos investigou indivíduos saudáveis, porém sedentários, entre as idades de 60 e 85 anos, que participaram de um programa de exercícios físicos por um dado período de tempo. As avaliações cognitivas, no geral, eram realizadas antes e depois da intervenção, e o grupo de comparação costumava ser de idosos que não fizeram exercícios físicos ou aqueles que fizeram outros tipos de exercícios, não aeróbios.

Assim, tanto estudos transversais[22] quanto estudos clínicos randomizados[23] revelaram que a realização de exercícios aeróbios em intensidade moderada promove efeitos protetores das capacidades de controle cognitivo contra os declínios relacionados à idade. Para aprofundar essa discussão, nosso grupo submeteu indivíduos idosos com idades entre 60 e 75 anos a um programa de condicionamento físico sistematizado com ênfase no metabolismo aeróbio por um período de 6 meses, 3 vezes na semana por 60 min. O seu desempenho cognitivo após o período de treinamento foi comparado com o seu funcionamento inicial, e observou-se melhora significativa da atenção, agilidade motora, de diferentes aspectos da memória e da capacidade de abstração.[24]

Também utilizamos um protocolo de caminhada com mulheres idosas, clinicamente saudáveis, de idades entre 60 e 70 anos, que se exercitavam por 60 min, 3 vezes na semana por um período de 6 meses. Novamente foi observada melhora das capacidades atencionais, agilidade motora e abstração.[25]

Colcombe e Kramer,[18] em sua metanálise sobre os efeitos do treinamento físico na cognição de indivíduos saudáveis com idades entre 55 e 80 anos, observaram que, apesar de o exercício físico ter sido positivo para todas as funções cognitivas avaliadas (velocidade de processamento, funções visuoespaciais e funções executivas), os efeitos eram mais evidentes nas capacidades de controle executivo. Esses mesmos achados foram replicados por Hillman *et al.*[22]

Além disso, estudos que avaliaram os efeitos na cognição da participação em atividades físicas fora do ambiente de laboratório também demonstraram benefícios da prática de atividades físicas na cognição, quer seja através da participação em algumas atividades como o boliche e o ciclismo,[26] atividades físicas em geral [22] e em tarefas domésticas extenuantes.[27].

Ainda assim, existem aqueles estudos que investigaram os efeitos do exercício físico em idosos com algum nível de comprometimento cognitivo, relacionado com um transtorno do sistema nervoso central.

No seu recente estudo de revisão, McDonnell *et al.*[28] demonstraram evidências de que o exercício aeróbio pode melhorar a velocidade de processamento de informações, a cognição global, a atenção e a flexibilidade mental em indivíduos com algum distúrbio neurológico. Outros estudos também revelaram que adultos com comprometimento cognitivo apresentavam melhora sutil de tais déficits após a realização de um programa de 6 meses de atividade física.[29] Assim, alguns estudos transversais e longitudinais vêm demonstrando que pessoas fisicamente ativas possuem um menor risco de desenvolver demências quando comparadas a controles sedentários. Um estudo prospectivo com homens e mulheres com pelo menos 65 anos conclui que aqueles fisicamente ativos tinham menores riscos de apresentar prejuízos cognitivos e/ou demência após 5 anos.[30] Por fim, a participação em programas de exercício realizados em casa ou instituições para idosos provocou a melhora cognitiva, do funcionamento físico e da independência em atividades de vida diária de pacientes com doença de Alzheimer.[31]

58 | PSICOBIOLOGIA DO EXERCÍCIO

A idade, contudo, parece ser um moderador na relação entre o treinamento aeróbio e o desempenho cognitivo nos estudos transversais e naqueles cujas avaliações são realizadas antes e depois da intervenção. Em relação à faixa etária pediátrica (4 aos 18 anos de idade), foi determinada a relação positiva entre a atividade física e o desempenho cognitivo em algumas categorias diferentes: habilidades perceptuais, potencial intelectual (QI), realizações, testes verbais, testes de matemática e nível de desenvolvimento acadêmico. O benefício do exercício físico foi observado em todas as idades, embora tenha sido mais significativo nas crianças de 4 a 7 anos e nas de 11 a 13 anos comparadas às de 14 a 18 anos.[32]

Outra forma de abordar os efeitos do exercício físico sobre a cognição de crianças e adolescentes é inferir essa relação a partir do desempenho acadêmico dos sujeitos. Nesse cenário, diversos estudos vêm sugerindo tanto uma relação positiva quanto ausência de relação entre esses dois aspectos. Uma explicação para os estudos contraditórios é a utilização de diferentes instrumentos para avaliar o comportamento e/ou o desempenho escolar. No entanto, de um modo geral, notou-se que o aumento na quantidade de tempo dedicada às atividades físicas não é acompanhada de piora no desempenho acadêmico. Assim, o efeito do exercício físico sobre a cognição de crianças e adolescentes sem queixas cognitivas parece ser pequeno.

Curiosamente, o mesmo não pode ser dito do efeito do exercício físico sobre a cognição de crianças com comprometimentos cognitivos relacionados ao diagnóstico de transtorno do déficit de atenção e hiperatividade (TDAH). Assim, quando crianças com TDAH foram submetidas a uma atividade física de alta intensidade, observaram-se melhoras significativas quanto ao tempo de reação, impulsividade e vigilância.[33]

Da mesma forma que ocorre na infância, existem poucos estudos referentes à relação entre exercício físico e a cognição em adultos jovens. Embora haja exceções, a maior parte dos estudos que investigaram essa população utilizou-a como grupo de comparação com o grupo experimental de indivíduos idosos. Uma possível razão para a escassez de estudos nessa faixa etária é que, no início da idade adulta, os indivíduos encontram-se no seu pico de desempenho cognitivo,[34] o que deixaria poucas oportunidades de melhoras no desempenho cognitivo nessa fase. Corroborando essa assertiva, Goekint et al.[35] não encontraram melhoras da memória de curto ou longo prazo de adultos jovens submetidos a um programa de 10 semanas de treinamento de força.

Essa hipótese vai de encontro aos achados de Lambourne e Tomporowski,[5] segundo os quais os efeitos compensatórios da atividade física só seriam eficientes quando as habilidades cognitivas tivessem atingido um nível de declínio. Além desses autores, outro grupo demonstrou que as atividades físicas estavam associadas com melhor desempenho cognitivo ao longo da vida, mas principalmente entre os 40 e 71 anos de idade, quando comparado ao desempenho de adultos mais jovens.[22]

INTENSIDADE E DURAÇÃO DO EXERCÍCIO FÍSICO E COGNIÇÃO

Um questionamento que costuma ser feito sobre os efeitos do exercício físico sobre a cognição diz respeito a qual a melhor intensidade (baixa, moderada ou intensa) e duração da atividade física.

Considerando essa temática, a maior parte dos estudos vem demonstrando que exercícios físicos moderados têm maior potencial para melhorar o desempenho cognitivo,[8] enquanto exercícios intensos, acima de determinado limite, poderiam piorar o processamento cerebral.[7] Esse modelo vai ao encontro da teoria da relação Ω do alerta com a cognição, mencionada anteriormente. A intensidade ótima do exercício físico para os processos cognitivos parece estar próxima ao limiar anaeróbio, que tem sido visto como uma medida efetiva da intensidade do treinamento em situações de condicionamento cardiorrespiratório, refletindo a eficiência do metabolismo aeróbio nos músculos esqueléticos periféricos.

Levitt e Gutin[36] conduziram um experimento para comprovar essa teoria. Para tanto, submeteram os voluntários a um exercício em esteira cuja velocidade era estabelecida segundo os batimentos cardíacos dos sujeitos (115, 145 e 175 bpm) e avaliaram sua velocidade de reação em um teste. Observaram uma diminuição do tempo de reação (mais velozes) a 115 bpm, restabelecimento aos níveis basais a 145 bpm e uma lentificação do processamento mental a 175 bpm.

Já Chmura et al.[7] testaram a velocidade de processamento mental para estímulos verbais e visuais de atletas, durante um exercício incremental em cicloergômetro em que a carga era aumentada em 50 W até o voluntário atingir a exaustão voluntária máxima. Observaram que o tempo de reação diminuiu (os atletas ficaram mais rápidos) gradualmente, até que os voluntários atingiram 75% do VO_2máx (ou 160 bpm), mas voltou a aumentar próximo à exaustão.

Desse modo, ambos os estudos (com atletas e não atletas) falam a favor da relação Ω entre cognição e exercícios físicos, ao menos quando a função cognitiva avaliada é a velocidade de processamento mental. No entanto, existem evidências de que a carga ótima do exercício físico seja diferente para os atletas e não atletas, visto que os primeiros apresentam uma função cardiopulmonar maior, o que reflete em seu limiar anaeróbio.

Além dos efeitos positivos do exercício físico moderado sobre o tempo de reação, Joyce et al.[37] demonstraram o seu benefício para as funções executivas, principalmente para o controle inibitório. Esse achado demonstra que, apesar de os benefícios cognitivos serem, em parte, justificados pela melhora das funções motoras durante a sua prática, o exercício físico em intensidade moderada também provoca benefícios em funções cognitivas mais complexas.

Hillman et al.[38] aplicaram um protocolo de intensidade moderada/alta e um teste de controle executivo e observaram que o exercício aeróbio agudo realizado nessa intensidade trazia benefícios seletivos para a velocidade de processamento cognitivo somente nas tarefas que exigiam maior controle executivo.

Kamijo *et al.*[39] fizeram um estudo utilizando o teste de potencial evocado e observaram que a amplitude de P3 aumentou após exercício leve e moderado e não alterou após exercício intenso. A amplitude de P3 reflete alterações das representações neurais dos estímulos do ambiente e é proporcional à quantidade de recursos atencionais investidos em uma atividade. Assim, esses achados sugerem que mais recursos atencionais foram alocados durante os exercícios de intensidade leve e moderada, indicando que essas intensidades podem melhorar as funções de controle executivo. Por outro lado, o exercício vigoroso não impactou positivamente essa função.

Já Nishihira *et al.*[40] observaram que a amplitude de P300 no teste de potencial evocado diminuiu após o exercício de alta intensidade, que manteve os batimentos cardíacos em 180 bpm, demonstrando uma diminuição nas habilidades de processamento de informações. Esses achados foram confirmados por Kamijo *et al.*[41] que encontraram amplitude do P300 diminuída, após exercício extenuante, quando comparada à condição-controle e após o exercício moderado. A amplitude de P300 está relacionada com a intensidade do processamento e, também, é proporcional à quantidade de recursos atencionais alocados para uma dada atividade. Desse modo, acredita-se que ocorra um rebaixamento atencional após os exercícios vigorosos.

Curiosamente, nosso grupo demonstrou os efeitos benéficos de um programa de exercício físico resistido moderado e intenso sobre alguns aspectos cognitivos de indivíduos idosos. Ambos os grupos apresentaram melhoras nas seguintes funções cognitivas após o programa de exercício resistido: atenção sustentada, controle mental, pensamento abstrato e memória de curto prazo. Aqueles que realizaram exercícios em intensidade moderada também tiveram melhor pontuação em tarefa de controle inibitório.[42]

Os efeitos fisiológicos do aumento da duração do exercício físico em intensidade moderada são bem conhecidos. Quando o exercício tem duração superior a 2 h, uma diminuição da *performance* muscular costuma ser referida, mesmo em indivíduos bem treinados.[43] Ainda assim, os efeitos de longa duração de exercícios sobre a cognição foram pouco investigados.

Avaliando o efeito de 3 h de duração de exercícios em cicloergômetro em uma intensidade moderada, Grego *et al.*[44] observaram que o desempenho do grupo experimental melhorou durante a segunda hora de exercício, seguido de declínio nas habilidades perceptivas e aumento do número de erros na terceira hora de exercício. Esses achados denotam uma melhora nos processos cognitivos complexos com o aumento da duração do exercício, porém até certo limite. Alguns estudos que avaliaram o aparecimento de fadiga neuromuscular e central durante exercícios prolongados em bicicleta indicaram que o fenômeno de fadiga central e periférica pode ser observado após 2 h de exercício moderado.[43] Assim, acredita-se que a realização do exercício físico em uma carga fixa de intensidade moderada, até 2 h de duração, possa trazer benefícios cognitivos.

 MECANISMOS DOS EFEITOS DO EXERCÍCIO FÍSICO SOBRE A COGNIÇÃO

A literatura tem identificado alguns modelos compreensivos para determinar possíveis mediadores dos efeitos do exercício físico sobre as habilidades cognitivas. Esses mediadores poderiam ser agrupados em três diferentes categorias: benefícios fisiológicos, comportamentais e psicológicos.

Os benefícios fisiológicos estão relacionados com alterações no nível hormonal, melhora do fluxo sanguíneo cerebral e aumento do número de sinapses. Os benefícios comportamentais apontam que os indivíduos que são fisicamente ativos devem também ter comportamentos mais saudáveis em relação a seus padrões de sono, hábitos alimentares, energia e uso/abuso de medicações e fármacos, o que podem impactar as habilidades cognitivas. Por fim, os benefícios psicológicos envolvem a redução do estresse, promoção de melhor bem-estar psicológico e da qualidade de vida.

Embora os fatores comportamentais e psicológicos não sejam menos importantes do que os fisiológicos, não é escopo deste capítulo aprofundar nos primeiros. Por essa razão, serão explorados a seguir os efeitos dos mecanismos fisiológicos apenas.

Diversos aspectos fisiológicos foram levantados por diferentes grupos de pesquisa para justificar os efeitos positivos ou negativos do exercício físico sobre a cognição. Uma primeira linha teórica aborda a relação entre o exercício, a cognição e os aspectos de alerta fisiológico.

Assim, primeiramente, deve-se considerar a fase de preparação corporal para o exercício físico, momento em que o córtex motor envia sinais ao corpo para a iniciação do movimento. Dentro de segundos, vias de energia metabólica tornam-se disponíveis para prover os sistemas periféricos e centrais com recursos necessários para a demanda física. Durante a fase inicial do exercício físico, informações sensoriais dos sistemas periféricos são transmitidas do tálamo e de outras estruturas diencefálicas para o estriado e circuitos pré-frontais, que serão responsáveis pela regulação *top--down* dos comandos motores. Embora parte desse processo ocorra sem a participação voluntária do indivíduo, alguns ajustes requerem a sua atenção.[45]

Por essa razão, estudos que utilizam avaliações cognitivas durante a realização do exercício físico podem demonstrar prejuízos de funções cognitivas relacionadas com os processos atencionais. Assim, pela hipótese de hipofuncionamento frontal,[46] os circuitos neurais envolvidos com a iniciação, controle e manutenção dos movimentos requerem uma quantidade de recursos metabólicos considerável,

62 | PSICOBIOLOGIA DO EXERCÍCIO

e haveria uma competição de recursos para a realização da atividade motora e da cognitiva.

McMorris[47] propôs um modelo neuroendocrinológico para explicar tanto os efeitos positivos quanto negativos do exercício físico na cognição. Segundo esse modelo, com o início da atividade física, o hipotálamo engatilha a síntese de catecolaminas no eixo simpático-adrenal. Com o aumento da intensidade do exercício, há liberação de adrenalina e noradrenalina, que irão sinalizar a liberação das catecolaminas no cérebro. A noradrenalina e a dopamina estão diretamente envolvidas com os processos atencionais e de processamento de informações. O aumento na disponibilidade desses neurotransmissores poderia influenciar os sistemas pré-frontais ligados à atenção. Esse processo poderia melhorar a codificação dos estímulos, processos decisórios, mobilização de respostas e justificar a diminuição da velocidade de respostas dos voluntários após o exercício.

Por outro lado, a liberação de cortisol parece modular o alerta através do seu efeito de inibição da síntese do hormônio liberador da corticotrofina e do hormônio adrenocorticotrofina. Com o aumento da intensidade e duração do exercício, ocorre a produção e liberação do cortisol; este deixaria de inibir o hormônio liberador da corticotrofina e o hormônio adrenocorticotrofina, que aumentariam o nível de alerta até o ponto de prejudicar o desempenho cognitivo.[47]

Além dos papéis dos neurotransmissores e hormônios, alguns estudos têm relacionado a melhora do funcionamento cognitivo após o exercício ao aumento do volume sanguíneo cerebral. Um estudo recente[48] encontrou aumento do volume sanguíneo cerebral no hipocampo em um grupo de meia-idade que realizou 3 meses de treinamento físico. Esse achado pode estar relacionado com a melhora do aprendizado verbal e memória. Essa especificidade regional de aumento do volume sanguíneo do hipocampo (giro denteado) vai ao encontro dos estudos anteriores que demonstraram neurogênese no giro denteado, assim como aumento do volume sanguíneo cerebral e neurogênese em ratos. Essas alterações no hipocampo podem servir como marcador da neurogênese em humanos.

Desse modo, em estudos animais, o aumento da proliferação celular no giro denteado do hipocampo foi o achado mais consistente do efeito do exercício físico.[2] A proliferação celular é acompanhada do aumento da necessidade por nutrientes. Essa demanda estimula o aparecimento de novos vasos sanguíneos no córtex, cerebelo, estriado e hipocampo. O desenvolvimento desses vasos possivelmente depende do fator de crescimento endotelial vascular (VEGF) e do fator de crescimento símile à insulina (IGF-1), cujas produção e liberação são aumentadas durante o exercício aeróbio.[49] É provável que esses processos angiogênicos, que resultam da atividade física, ocorram em todas as etapas da vida.

Outra neurotrofina também vem assumindo papel importante para a relação exercício e cognição. O fator de crescimento derivado do cérebro (BDNF) é uma molécula que, consistentemente, encontra-se aumentada em situações de treinamento físico.[50] Essa molécula parece ser importante para a memória e para os processos de crescimento e sobrevivência neuronal. Assim, os níveis de BDNF no hipocampo estão diretamente relacionados com os processos de memorização e aprendizagem observados com o treinamento físico de ratos.

Assim, resumidamente, vemos que os fatores fisiológicos envolvidos no efeito do exercício físico na cognição envolvem processos angiogênicos, neurogênicos, sinaptogênicos, mecanismos moleculares e neurotransmissores.

CONCLUSÃO

A relação entre a realização de exercícios físicos e a cognição não é direta e envolve diversos fatores determinantes das consequências desses exercícios nos processos cognitivos. Assim, para a previsão dos efeitos positivos ou negativos do exercício no funcionamento cognitivo, é importante saber se o exercício foi feito de forma aguda ou crônica, quais a sua intensidade e duração, a modalidade do exercício realizado e a faixa etária dos voluntários investigados.

Ainda assim, de um modo geral, os estudos demonstram que a realização de atividades físicas promove a melhora do desempenho cognitivo, principalmente quanto às funções atencionais, processamento de informações e funções executivas. Contudo, existem controvérsias quanto aos benefícios para a memória e aprendizagem em humanos, embora esse achado seja consistente em modelos animais.

A relação esperada entre a atividade física e a cognição oferece um cenário otimista para o envelhecimento, sugerindo que os indivíduos tenham algum nível de controle sobre as alterações relacionadas às habilidades cognitivas. Talvez seja por essa razão que grande parte dos estudos científicos realizados tenha sido feita com sujeitos idosos.

Referências bibliográficas

1. Pedersen BK, Saltin B. Evidence for prescribing exercise as therapy in chronic disease. *Scandinavian Journal of Medicine & Science in Sports*, 2006 Feb; *16* (Suppl 1):3-63.
2. Hillman CH, Erickson KI, Kramer AF. Be smart, exercise your heart: exercise effects on brain and cognition. Nature reviews. *Neuroscience.* 2008; *9*(1):58-65.
3. Vaynman S, Gomez-Pinilla F. Revenge of the "Sit": How Lifestyle Impacts Neuronal and Cognitive Health Through Molecular Systems That Interface Energy Metabolism With Neuronal Plasticity. *Journal of Neuroscience Research.* 2006; *715*(April):699-715.
4. Lezak MD. *Neuropsychological assessment*, 4th ed. Oxford: Oxford University Press, 2004.
5. Lambourne K, Tomporowski P. The effect of exercise-induced arousal on cognitive task performance: a meta--regression analysis. *Brain Research*, 2010 Jun 23; *1341*:12-24.
6. Travlos AK, Marisi DQ. Information processing and concentration as a function of fitness level and exercise--induced activation to exhaustion. *Perceptual and Motor Skills*, 1995 Feb; *80*(1):15-26.
7. Chmura J, Nazar K, Kaciuba-Uściłko H. Choice reaction time during graded exercise in relation to blood lactate and plasma catecholamine thresholds. *International Journal of Sports Medicine*, 1994 May; *15*(4):172-6.

64 | PSICOBIOLOGIA DO EXERCÍCIO

8. McMorris T, Myers S, MacGillivary WW, Sexsmith JR, Fallowfield J, Graydon J et al. Exercise, plasma catecholamine concentrations and decision-making performance of soccer players on a soccer-specific test. Journal of Sports Sciences, 1999 Aug; 17(8):667-76.
9. Bard C, Fleury M. Influence of imposed metabolic fatigue on visual capacity components. Perceptual and Motor Skills. 1978 Dec; 47(3 Pt 2):1283-7.
10. Fleury M, Bard C, Jobin J, Carrière L. Influence of different types of physical fatigue on a visual detection task. Perceptual and Motor Skills, 1981 Dec; 53(3):723-30.
11. Wrisberg CA, Herbert WG. Fatigue effects on the timing performance of well-practiced subjects. Research Quarterly, 1976 Dec; 47(4):839-44.
12. Hancock S, McNaughton L. Effects of fatigue on ability to process visual information by experienced orienteers. Perceptual and Motor Skills, 1986 Apr; 62(2):491-8.
13. Tomporowski PD. Effects of acute bouts of exercise on cognition. Acta psychological, 2003 Mar; 112(3):297-324.
14. Yerkes R, Dodson J. The relation of strength of stimulus to rapidity of habit-formation. J Comp Neurology Psychol, 1908; 18:459-482.
15. Dik M, Deeg DJH, Visser M, Jonker C. Early life physical activity and cognition at old age. Journal of Clinical and Experimental Neuropsychology, 2003 Aug; 25(5):643-53.
16. Andel R, Crowe M, Pedersen NL, Fratiglioni L, Johansson B, Gatz M. Physical exercise at midlife and risk of dementia three decades later: a population-based study of Swedish twins. The Journals of Gerontology. Series A, Biological Sciences and Medical Sciences, 2008 Jan; 63(1):62-6.
17. Richards M, Hardy R, Wadsworth MEJ. Does active leisure protect cognition? Evidence from a national birth cohort. Social Science & Medicine, 2003; 56:785-792.
18. Colcombe S, Kramer AF. Fitness effects on the cognitive function of older adults: A Meta-Analytic study. Psychological Science, 2003 Mar; 14(2):125-130.
19. Smith PJ, Blumenthal JA, Hoffman BM, Strauman TA, Welsh-Bohmer KNJ et al. Aerobic Exercise and Neurocognitive Performance: a Meta- Analytic Review of Randomized Controlled Trials. Psychosom Med, 2010 April; 72(3):239-252.
20. Karp A, Paillard-Borg S, Wang H-X, Silverstein M, Winblad B, Fratiglioni L. Mental, physical and social components in leisure activities equally contribute to decrease dementia risk. Dementia and Geriatric Cognitive Disorders, 2006 Jan; 21(2):65-73.
21. Wilson RS, Leon CFMD, Barnes LL, Schneider JA, Evans DA, Bennett DA. Participation in Cognitively Stimulating Activities and Risk of Incident Alzheimer Disease. October. 2002; 287(6):742-748.
22. Hillman CH, Motl RW, Pontifex MB, Posthuma D, Stubbe JH, Boomsma DI, et al. Physical activity and cognitive function in a cross-section of younger and older community-dwelling individuals. Health Psychology: Official Journal of the Division of Health Psychology, American Psychological Association, 2006 Nov; 25(6):678-87.
23. Kramer AF, Hahn S, Cohen NJ, Banich MT, McAuley E, Harrison CR et al. Ageing, fitness and neurocognitive function. Nature, 1999 Jul 29; 400(6743):418-9.
24. Antunes HKM. A influência do exercício físico aeróbio em funções cognitivas e viscosidade do sangue de idosos (Dissertação de Mestrado). São Paulo: Escola Paulista de Medicina. Universidade Federal de São Paulo. Orientador: Marco Túlio de Mello, 2003.
25. Antunes HKM, Santos RF, Heredia R, Bueno OFA, Mello MTD. Alterações cognitivas em idosas decorrentes do exercício físico sistematizado. Revista da Sobama, 2001; 6(1):27-33.
26. Vance DE, Wadley VG, Ball KK, Roenker DL, Rizzo M. The effects of physical activity and sedentary behavior on cognitive health in older adults. Journal of Aging and Physical Activity, 2005 Jul; 13(3):294-313.
27. Albert MS, Jones K, Savage CR, Berkman L, Seeman T, Blazer D et al. Predictors of cognitive change in older persons: MacArthur studies of successful aging. Psychology and Aging, 1995 Dec; 10(4):578-89.
28. McDonnell MN, Smith AE, Mackintosh SF. Aerobic exercise to improve cognitive function in adults with neurological disorders: a systematic review. Archives of Physical Medicine and Rehabilitation, 2011 Jul; 92(7):1044-52.
29. Lautenschlager NT, Cox KL, Flicker L, Foster JK, van Bockxmeer FM, Xiao J et al. Effect of physical activity on cognitive function in older adults at risk for Alzheimer disease: a randomized trial. JAMA: The Journal of the American Medical Association, 2008 Sep; 300(9):1027-37.

FUNÇÕES COGNITIVAS E O EXERCÍCIO FÍSICO | **65**

30. Laurin D, Verreault R, Lindsay J, Macpherson K, Rockwood K. Physical activity and risk of cognitive impairment and dementia in elderly persons. *Arch Neurol*, 2001; *58*:498-504.
31. Vreugdenhil A, Cannell J, Davies A, Razay G. A community-based exercise programme to improve functional ability in people with Alzheimer's disease: a randomized controlled trial. *Scandinavian Journal of Caring Sciences*, 2011 May; *12*:1-8.
32. Sibley BA, Etnier JL. The relationship between physical activity and cognition in children: A meta-analysis. *Ped Exerc Sci*, 2003; *15*:243-256.
33. Medina JA, Netto TLB, Muszkat M, Medina AC, Botter D, Orbetelli R *et al.* Exercise impact on sustained attention of ADHD children, methylphenidate effects. *Attention Deficit and Hyperactivity Disorders*, 2010 Mar; *2*(1):49-58.
34. Salthouse T, Davis H. Organization of cognitive abilities and neuropsychological variables across the lifespan. *Developmental Review*, 2006 Mar; *26*(1):31-54.
35. Goekint M, De Pauw K, Roelands B, Njemini R, Bautmans I, Mets T *et al.* Strength training does not influence serum brain-derived neurotrophic factor. *European Journal of Applied Physiology*, 2010 Sep; *110*(2):285-93.
36. Levitt S, Gutin B. Multiple choice reaction time and movement time during physical exertion. *Research Quarterly*, 1971 Dec; *42*(4):405-10.
37. Joyce J, Graydon J, McMorris T, Davranche K. The time course effect of moderate intensity exercise on response execution and response inhibition. *Brain and Cognition*, 2009 Oct; *71*(1):14-9.
38. Hillman CH, Snook EM, Jerome GJ. Acute cardiovascular exercise and executive control function. *Int J Psychophysiol*, 2003; *48*:307-314.
39. Kamijo K, Nishihira Y, Higashiura T, Kuroiwa K. The interactive effect of exercise intensity and task difficulty on human cognitive processing. *International Journal of Psychophysiology: Official Journal of the International Organization of Psychophysiology*, 2007; *65*(2):114-21.
40. Nishihira Y, Ohno T, Hatta A, Fumoto M, Kaneda T, Tokitou S *et al.* P300 before and after transient hard exercise. *Adv Exerc Sports Physiol*, 1999; *5*:49-54.
41. Kamijo K, Nishihira Y, Hatta A, Kaneda T, Wasaka T, Kida T *et al.* Differential influences of exercise intensity on information processing in the central nervous system. *European Journal of Applied Physiology*, 2004 Jul; *92*(3):305-11.
42. Cassilhas RC, Viana VAR, Grassmann V, Santos RT, Santos RF, Tufik S *et al.* The impact of resistance exercise on the cognitive function of the elderly. *Medicine and Science in Sports and Exercise*, 2007 Aug; *39*(8):1401-7.
43. Lepers R, Hausswirth C, Maffiuletti N, Brisswalter J, van Hoecke J. Evidence of neuromuscular fatigue after prolonged cycling exercise. *Medicine and Science in Sports and Exercise*, 2000 Nov; *32*(11):1880-6.
44. Grego F, Vallier J-M, Collardeau M, Rousseu C, Cremieux J, Brisswalter J. Influence of exercise duration and hydration status on cognitive function during prolonged cycling exercise. *International Journal of Sports Medicine*, 2005; *26*(1):27-33.
45. Secher NH, Siefert T, Nielsen HB, Quistorff B. Blood glucose and brain metabolism in exercise. In: McMorris T, Tomporowski PD, Audiffren M (eds). *Exercise and Cognitive Function.* Hoboken NJ: John Wiley & Sons; 2009, p 193-210.
46. Dietrich A. Functional neuroanatomy of altered states of consciousness: The transient hypofrontality hypothesis. *Consciousness and Cognition*, 2003 Jun; *12*(2):231-256.
47. McMorris T. Exercise and cognitive functions: A neuroendrocrinological explanation. In: McMorris T, Tomporowski PD, Audiffren M (eds). Exercise and Cognitive Function. Hoboken NJ: John Wiler & Sons; 2009, p 41-68.
48. Pereira AC, Huddleston DE, Brickman AM, Sosunov AA, Hen R, McKhann GM *et al.* An in vivo correlate of exercise-induced neurogenesis in the adult dentate gyrus. *Proceedings of the National Academy of Sciences of the United States of America*, 2007 Mar 27; *104*(13):5638-43.
49. Ding Y, Li J, Luan X, Ding YH, Lai Q, Rafols JA *et al.* Exercise pre-conditioning reduces brain damage in ischemic rats that may be associated with regional angiogenesis and cellular overexpression of neurotrophin. *Neuroscience*, 2004 Jan; *124*(3):583-91.
50. Cotman CW, Berchtold NC. Exercise: a behavioral intervention to enhance brain health and plasticity. *Trends in Neurosciences*, 2002 Jun; *25*(6):295-301.

Comportamento Alimentar

Ioná Zalcman Zimberg • Murilo Dáttilo • Camila Maria de Melo
Ana R. Dâmaso • Marco Túlio de Mello

CONTROLE DA FOME E SACIEDADE

Uma série de complexos sistemas mantêm a homeostase energética de modo que uma quantidade suficiente de energia esteja disponível e que a massa corporal permaneça estável.[1] A identificação da base bioquímica do controle da ingestão alimentar tem sido objeto de extensa pesquisa e debate há algumas décadas. A regulação da homeostase energética e o controle da fome são realizados por processos extremamente complexos, que dependem de uma adequada leitura, interpretação e integração de uma gama de sinais periféricos e centrais pelo sistema nervoso central (SNC).

O SNC integra cinco tipos de sinais fisiológicos para a manutenção da homeostase energética: sinais derivados do tecido adiposo, do trato gastrintestinal (TGI), das glândulas endócrinas, dos nutrientes circulantes e sinais gerados no próprio SNC através do sistema de recompensa e órgãos sensoriais.[2] Desse modo, por meio de fatores hormonais e sinais neurais aferentes, as informações sobre o estado nutricional são disponibilizadas para o SNC, que as integra com informações cognitivas, visuais, olfatórias e gustatórias, e elabora respostas que mantêm a homeostase energética.[2,3]

Alguns desses sinais são de regulação imediata (p. ex., sinais de saciedade) e determinam o início e o final de uma refeição (fome e saciedade), assim como os intervalos entre as refeições (saciedade). Outros fatores agem em longo prazo, visando à regulação do aporte de energia do corpo (sinais de adiposidade), tendo, nos últimos anos, ocorrido inúmeros avanços da ciência para caracterizar o complexo de interação necessária à regulação da homeostase energética.[4]

Compreender o funcionamento do comportamento alimentar é fundamental para que profissionais de saúde criem novas maneiras de intervir no controle da massa corporal e promoção da qualidade de vida, e, desse modo, possam reduzir a prevalência de doenças crônicas em diferentes fases da vida.

Assim, no presente capítulo, abordaremos os principais mecanismos e as interações, centrais e periféricas, envolvidos na regulação da homeostase energética, assim como os diversos fatores psicobiológicos, nutricionais e do exercício físico envolvidos no controle do comportamento alimentar.

Neuroanatomia da homeostase energética

A responsabilidade de controlar a homeostase energética é compartilhada principalmente por três grandes componentes do SNC: o tronco encefálico, o hipotálamo e o córtex (orbitofrontal, núcleos da base, ínsula, sistema límbico, núcleo *accumbens* e complexo amigdaloide). A interconectividade dos componentes do SNC pode ser observada na Figura 6.1.

A primeira estação de controle da fome está na porção caudal do tronco encefálico, conhecida como núcleo do trato solitário (NTS), que recebe informações das papilas gustativas e do trato gastrintestinal, mediadas por aferências gustatórias e

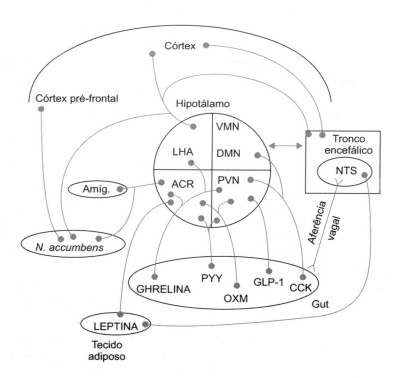

Fig. 6.1 Neuroanatomia do comportamento alimentar (NTS = núcleo do trato solitário; Amíg. = amígdala; N. accumbens = núcleo *accumbens*).

vagais. O tronco encefálico também contém uma maquinaria oromotora para a ingestão de alimentos e neurônios motores do sistema nervoso autônomo responsáveis pela manipulação de alimentos pelo trato gastrintestinal e diversos órgãos abdominais.[5,6]

O hipotálamo é subdividido em núcleos interconectados que incluem o núcleo arqueado (ARC), núcleo paraventricular (PVN), núcleo ventromedial (VMN), núcleo dorsomedial (DMN) e área lateral hipotalâmica (LHA). As vias neuronais entre esses núcleos são organizadas em complexas redes nas quais circuitos orexígenos e anorexígenos influenciam a ingestão e gasto energético.[1]

O ARC é considerado um núcleo hipotalâmico chave na regulação da fome e apetite. Seus axônios estão em contato direto com a corrente sanguínea, pois a falta de barreira hematencefálica permite uma percepção precisa das concentrações hormonais periféricas.[7] Desse modo, o ARC recebe informações que se originam em órgãos periféricos, hormônios circulantes e metabólitos, bem como de sinais provenientes do NTS e dos núcleos laterais e paraventriculares do hipotálamo. Existem duas grandes populações neuronais no ARC envolvidas na regulação da alimentação. O primeiro grupo de neurônios sintetiza principalmente neuropeptídeos orexígenos, do qual fazem parte o neuropeptídeo Y (NPY) e a proteína relacionada à agouti (AgRP). O segundo grupo sintetiza neuropeptídeos anorexígenos que compreendem a pró-ópio-melanocortina (POMC) e o transcrito regulado pela cocaína e anfetamina (CART). O peptídeo precursor da POMC é clivado em hormônios estimuladores de melanócito (α-, β-, γ-MSH), hormônio adrenocorticotrófico (ACTH) e β-endorfina (Cone, 2005). Projeções neuronais dessas duas populações comunicam-se então com outras áreas hipotalâmicas, como o PVN, DMN e LHA.[8]

Já o PVN é o local de convergência de numerosas vias neuronais implicadas no balanço energético, incluindo grandes projeções de núcleos que controlam as funções autonômicas, tais como a termogênese no tecido adiposo marrom, taxa respiratória e movimentos gastrintestinais, além de enviar aferências para neurônios simpáticos e vagal-parassimpáticos que inervam o pâncreas.[9] O PVN apresenta neurônios que sintetizam hormônio liberador de corticotropina (CRH) e hormônio liberador de tireotropina (TRH), que, por sua vez, estimularão a liberação do hormônio adrenocorticotrófico (ACTH) e o hormônio estimulante da tireoide (TSH), respectivamente. O PVN recebe conexões de diversas áreas hipotalâmicas e expressa receptores para peptídeos orexígenos e anorexígenos, como NPY, AgRP, CART, α-MSH, CRH e orexinas.[10] Ainda, o PVN permite a interface com o eixo endócrino-hipofisário e fluxo autonômico da corrente sanguínea por meio da medula e coluna vertebral.[11]

Os núcleos DMN apresentam grande número de terminais de NPY e α-MSH. Já os núcleos VMN contêm uma grande população de neurônios glucorresponsivos e recebem projeções neuronais de NPY, AgRP e POMC do ARC. O fator de cres-

70 | PSICOBIOLOGIA DO EXERCÍCIO

cimento derivado do cérebro (BDNF) é altamente expresso no VMN. Acredita-se que a POMC dos neurônios ARC tem o papel de ativar o BDNF dos neurônios VMN e de diminuir a ingestão alimentar.[1]

Os núcleos da LHA recebem diversas aferências: sistema de recompensa, informações relacionadas à memória, sistemas motivacionais e de aprendizado, sinais vagais, do núcleo *accumbens*, do complexo amigdaloide, do núcleo pálido ventral, todos sendo integrados nesses locais e correlacionando-se diretamente (via produção de histamina, neurotensina, hipocretina, orexina e melanina) com o ARC. O LHA contem grandes concentrações do hormônio orexígeno concentrador de melanina (MCH), orexinas, NPY, AgRP e α-MSH.[1] O LHA também se conecta com o fluxo autonômico da corrente sanguínea.[11]

As estruturas do córtex, também chamadas corticolímbicas, lidam com a cognição, a recompensa e a emoção. Assim, o sistema cortico-límbico permite interagir com o ambiente que oferece o alimento modulando o comportamento alimentar apenas pelo desejo de algum alimento, e não pela sua necessidade metabólica. Os fatores que operam durante a fase consumatória são cefálicos e pós-ingestivos. Fatores como a visão, o olfato e o paladar (palatabilidade, sabor) dos alimentos já familiares influenciam nas escolhas alimentares. Outros fatores, como o contexto social, os hábitos e as regras religiosas, também determinam as escolhas alimentares. Diversos estudos apontam a influência límbica como sendo maior que a necessidade metabólica do alimento.[12,13]

Neuromoduladores do comportamento alimentar

Como citado anteriormente, os principais neuropeptídeos que atuam no controle da fome e do apetite são os orexígenos NPY e AgRP e anorexígenos α-MSH, POMC e CART.

NPY

O NPY é o neuropeptídeo mais abundante, sendo encontrado em várias regiões cerebrais. Os neurônios produtores desse neuropeptídeo projetam-se para outras áreas cerebrais, como o PVN, que contêm muitos receptores de leptina, sendo, portanto, controladas pelos níveis locais desse hormônio.[14] Dessa maneira, a redução dos níveis séricos de leptina e insulina, como ocorre em casos de diminuição do peso corporal, aumenta a expressão de NPY no núcleo arqueado,[15] o que promove o aumento da ingestão alimentar, aumentando a deposição de gordura, diminuindo o gasto energético e estimulando a lipogênese.[16]

POMC

A POMC é precursora de vários produtos, especialmente o α-MSH.[12] Os efeitos anorexígenos da melanocortina são mediados por dois receptores, o MC3R e o MC4R, que se situam em grande quantidade no ARC. Em humanos, mais de 5% dos casos de obesidade mórbida estão associados a mutações do gene MC4R, porém também acredita-se que mutações do gene MC3R estejam associadas a obesidade e resistência à insulina.[17]

AgRP

O AgRP é um peptídeo expresso principalmente no ARC. Esse neuropeptídeo orexígeno também tem sua produção influenciada pelos níveis séricos de leptina e insulina, sendo a expressão do gene do AgRP inibida pela leptina. No entanto, sua ação é mais prolongada que a do NPY, tendo um potencial terapêutico nas doenças que cursam com anorexia e emagrecimento.[15] Ainda, o AgRP age como um antagonista endógeno do MC3R e do MC4R, inibindo o efeito anorexígeno do α-MSH, e, desse modo, sua ação reflete o aumento da ingestão alimentar.

α-MSH

O α-MSH é um peptídeo de 13 aminoácidos que, como dito anteriormente, é produzido pela POMC. Na hipófise anterior, a POMC estimula a formação de ACTH, o qual será clivado no hipotálamo, dando origem ao α-MSH (primeiros 13 aminoácidos da molécula do ACTH).[18] O α-MSH induz anorexia ligando-se aos receptores MC3R e MC4R no hipotálamo.

CART

O CART também exerce efeitos anorexígenos, sendo que os neurônios produtores de CART ficam próximos aos neurônios de POMC no ARC. A presença do CART em várias regiões hipotalâmicas, hipofisárias e adrenais demonstra uma possível participação desse neuropeptídeo no eixo hipotálamo-hipófise-adrenal no controle neuroendócrino da alimentação, da função sexual e do balanço de fluidos.[19] Os efeitos do CART parecem ser mediados pela liberação de peptídeo semelhante ao glucagon-1 (GLP-1).

Orexinas

As orexinas, ou hipocretinas, representam uma família de peptídeos (orexina A e orexina B), localizados no hipotálamo lateral, que atuam na regulação do apetite,[20] além de desempenharem um importante papel na regulação do ciclo sono-vigília. Estudos sobre o uso potencial do antagonista de orexina A para reduzir o apetite em pacientes obesos estão em progresso. A administração do antagonista em ratos diminui a alimentação e acelera a saciedade, porém em humanos a injeção periférica de orexina A não afetou o comportamento alimentar, embora tenha reduzido os níveis de leptina e tornado o esvaziamento gástrico mais lento.[21]

Fatores gastrintestinais

No trato gastrintestinal (TGI), quimiorreceptores e mecanorreceptores informam, por meio de vias aferentes vagais e simpáticas do NTS, sobre a quantidade de nutrientes estocada temporariamente. Assim, estabelece-se nesse local uma importante comunicação intestino-cérebro.[22] No estômago, os nutrientes são percebidos por estiramento vagal e sensores presentes na mucosa gástrica. Fatores neurotróficos (como o BDNF e neurotrofina-3) são essenciais para a aferência vagal da parede do estômago. Os peptídeos do TGI são importantes sinalizadores de saciedade, porém em alguns casos, como em pacientes com obesidade, pode ocorrer uma redução desses neuropeptídeos, reduzindo a saciedade após o consumo de uma refeição.

Grelina

A grelina é um peptídeo composto por 28 aminoácidos produzidos principalmente pelas células endócrinas do estômago,[23] duodeno[23] e em uma série de estruturas cerebrais.[24] Dentre suas funções, sabe-se que esse hormônio estimula a motilidade gastrintestinal,[25] diminui o metabolismo energético, aumenta a adipogênese[26] e, principalmente, tem propriedades orexígenas, aumentando as sensações de fome e apetite.[27] De fato, o envolvimento da grelina no controle da ingestão alimentar vem recebendo muita atenção na literatura científica, e é descrito que suas propriedades orexígenas são desencadeadas quando ela interage com o ARC,[28] sendo a única substância nos mamíferos que tem demonstrado aumentar a fome e o apetite quando administrada em humanos.[29]

A grelina também vem sendo indicada por ser o principal fator responsável pelo início das refeições, com os principais dados sendo provenientes, em sua maioria, de estudos realizados em animais.[30] Em se tratando de humanos, alguns dados também sustentam essa hipótese, pois verificou-se que suas concentrações aumentam e estimulam a fome mesmo na ausência de pistas ambientais para a realização de refeições.

CCK

A colecistocinina (CCK) é um hormônio produzido na porção alta do intestino delgado (duodeno e jejuno). Quando os nutrientes são ingeridos, principalmente gorduras e proteínas, receptores do tipo CCK-1R localizados nos terminais sensoriais vagais transmitem sinais para o NTS que promovem saciedade.[31] Além da função sobre o comportamento alimentar, a CCK também induz a secreção pancreática e biliar e estimula a contração vesicular.[16]

PYY

O peptídeo YY (PYY) é secretado nas porções mais baixas do intestino delgado (íleo) e cólon por meio da estimulação direta dos nutrientes na parede intestinal, bem como por reflexos originados na porção mais alta do intestino. O PYY(3-36), além de aumentar a saciedade, diminui a motilidade intestinal, tanto em obesos quanto em não obesos. Estudos apontam que a administração periférica de PYY(3-36) estimula a redução da ingestão alimentar e prolonga a sensação de saciedade em roedores e humanos.[21]

GLP-1

O peptídeo semelhante ao glucagon-1 (GLP-1) é secretado no íleo e cólon, e sua liberação é dependente da presença de nutrientes no lúmen intestinal. Além de promover saciedade, o GLP-1 aumenta a síntese e secreção de insulina e diminui a secreção de glucagon e o esvaziamento gástrico. Sua ação é bastante rápida, uma vez que a meia-vida é de 1 a 3 min.[16] Por esse motivo, recentemente, têm-se desenvolvido medicamentos baseados no mecanismo de ação do GLP-1 para o tratamento do diabetes melito.

Hormônios pancreáticos

Hormônios pancreáticos, incluindo glucagon, amilina e polipeptídeo pancreático (PP), também reduzem a ingestão alimentar.[32]

Já a insulina produzida pelas células beta do pâncreas tem como função aumentar a captação de glicose, gerando a queda da glicemia, o que se torna um estímulo para o aumento do apetite.[33] Por outro lado, sabe-se que a ação hipotalâmica da insulina é semelhante à descrita para a leptina. Para ser transportada pela barreira hematencefálica, a insulina liga-se ao seu receptor (IR), presente em altas concentrações nos neurônios da POMC/CART e do NPY/AgRP no núcleo arqueado. A insulina age como sinalizador de adiposidade corporal; sua concentração apresenta-se proporcional à massa adiposa, e sua sensibilidade periférica é também determinada pela adiposidade visceral. No eixo adipoinsular, a leptina inibe a secreção pancreática de insulina, diminuindo a lipogênese. Por outro lado, a insulina estimula a produção e secreção de leptina pelo tecido adiposo, demonstrando que esses dois hormônios apresentam sinergia de ações centrais e periféricas, visando ao controle da homeostase corporal.[34] Ainda, a insulina interfere na secreção de GLP-1, que atua inibindo o esvaziamento gástrico e, assim, promove sensação de saciedade prolongada.[35]

Fatores adipocitários

O tecido adiposo, antes tido somente como órgão armazenador de gordura, atualmente é reconhecido por ser um tecido com importantes funções endócrinas. Ele é responsável pela produção de inúmeros peptídeos e proteínas bioativas, denominadas adipocitocinas. Entre as adipocitocinas relacionadas com a homeostase energética, estão a leptina e a adiponectina.

74 | PSICOBIOLOGIA DO EXERCÍCIO

Leptina

A leptina é uma proteína composta por 167 aminoácidos, sendo produzida pela glândula mamária, músculo esquelético, epitélio gástrico, trofoblasto placentário,[36] mas principalmente pelo tecido adiposo.[37] Esse hormônio fornece informações sobre o equilíbrio energético para o centro regulatório do cérebro, e sua liberação está associada com a promoção de saciedade.[38] Sua ação ocorre a partir do aumento da expressão de neuropeptídeos anorexígenos (α-MSH, CRH e substâncias sintetizadas em resposta à anfetamina e cocaína) e também pela inibição da formação de neuropeptídeos orexígenos, como o NPY.[36]

Em humanos, a circulação de leptina sanguínea é reflexo das mudanças agudas no balanço energético resultantes do aumento ou diminuição da ingestão calórica,[39] onde o jejum ou a perda de massa corporal resultam em baixos níveis de leptina no sangue, que, por sua vez, gera um aumento na expressão do NPY hipotalâmico, levando à estimulação da ingestão alimentar.[40] A concentração plasmática de leptina está parcialmente relacionada ao tamanho da massa de tecido adiposo presente no corpo. Indivíduos obesos apresentam elevados níveis plasmáticos de leptina, cerca de 5 vezes mais que aqueles encontrados em sujeitos magros.

Adiponectina

A adiponectina é um hormônio que atua em vários processos metabólicos, incluindo a regulação da glicemia e o catabolismo de ácidos graxos. Ela é secretada apenas no tecido adiposo e, em contraste com a maioria das proteínas secretada pelos adipócitos, sua expressão diminui à medida que o tecido adiposo aumenta, e sua concentração no soro encontra-se reduzida em indivíduos obesos ou resistentes à insulina. A adiponectina tem sido fortemente associada ao controle do metabolismo glicídico, correlacionando-se com o aumento do risco para o desenvolvimento do diabetes melito tipo 2.[41] Ainda, a adiponectina tem propriedades anti-inflamatórias e antiaterogênicas a partir da supressão da migração de monócitos e macrófagos e sua transformação dentro das células.[42]

Diante do grande número de neuropeptídeos envolvidos no controle do comportamento alimentar, procurou-se resumir sua função e localização na Tabela 6.1.

INFLUÊNCIA DO SONO NO COMPORTAMENTO ALIMENTAR

A redução do tempo de sono tornou-se um hábito comum na atualidade, guiado pelas exigências e oportunidades da sociedade moderna.[43] Ao longo dos últimos 40 anos, a duração do tempo de sono relatado pela população norte--americana diminuiu de 1,5 a 2 h por noite, enquanto a proporção de jovens

COMPORTAMENTO ALIMENTAR | 75

TABELA 6.1
PRINCIPAIS SINALIZADORES DO APETITE E LOCAL PRINCIPAL DE PRODUÇÃO E AÇÃO

SINALIZADORES	LOCAL DE PRODUÇÃO	AÇÕES
Grelina	Estômago e hipotálamo	Orexígena
Insulina	Pâncreas	Anorexígena
Anandamida e 2AG	Intestino e cérebro	Orexígena
Leptina	Adipócitos e estômago	Anorexígena
CCK	Intestino	Anorexígena
PYY	Íleo e cólon	Anorexígena
Opioides (endorfina)	Cérebro e tronco encefálico	Orexígena
NPY	Hipotálamo	Orexígena
AgRP	Hipotálamo	Orexígena
CART	Hipotálamo	Anorexígena
POMC	Hipotálamo	Anorexígena
MSH	Hipófise	Anorexígena
GLP-1	Íleo, cólon e reto	Anorexígena
Oxintomodulina	Final do jejuno e íleo	Anorexígena
PYY	Íleo e cólon	Orexígena
Glicossensores portais	Veia porta	Anorexígena
Amilina	Pâncreas	Anorexígena
Adiponectina	Adipócito	Anorexígena
Resistina	Células mononucleares, adipócitos e pâncreas	Orexígena
Enterostatina	Intestino	Anorexígena
Bombesina e GIP	Estômago	Anorexígena
Glucagon	Pâncreas	Anorexígena
PP	Pâncreas	Anorexígena
mTOR	Hipotálamo	Anorexígena
AMPK	Hipotálamo	Orexígena

CCK = colecistocinina; PP = peptídeo P; GIP = peptídeo inibidor gástrico; NPY = neuropeptídeo Y; AgRP = proteína relacionada à agouti, POMC = pró-ópio-melanocortina; CART = transcritos regulados pela cocaína e anfetamina; PYY = peptídeo YY; GLP = peptídeo semelhante ao glucagon; MSH = hormônio melanocorticotrófico; 2AG = 2 aracdonilglicerol; AMPK = quinase ativada por AMP cíclico.
Fonte: Damiani e Damiani.[6]

adultos com período de sono inferior a 7 h por noite aumentou de 15,6%, em 1960, para 37,1%, em 2001-2002.[44,45] Já dados provenientes da população brasileira indicam que, entre 1987 e 1995, houve uma diminuição de aproximadamente 0,3 h de sono entre 1987 e 1995.[46]

Estudos recentes têm indicado que as alterações no padrão e eficiência do sono induzidos pelas alterações nos horários de vigília-sono poderiam influenciar o apetite, a saciedade,[47] a ingestão alimentar[48,49] e o balanço energético,[43,47] e, consequentemente, poderiam ter importantes implicações para o aumento da obesidade.[50-52] Diversos estudos epidemiológicos correlacionam a curta duração do tempo de sono com o aumento do índice de massa corporal (IMC) em diferentes populações.[53-60] Taheri[61] sugeriu algumas hipóteses sobre os mecanismos que relacionam a restrição de sono à obesidade (Fig. 6.2). Segundo o autor, um maior tempo acordado, além de promover alterações hormonais capazes de aumentar a ingestão calórica, possibilita uma maior oportunidade para a ingestão alimentar, resultando em um maior cansaço, que tende a diminuir o nível de atividade física e o metabolismo basal.

De fato, embora o encurtamento do tempo de sono esteja associado com o aumento de massa corporal, sabe-se que este também é um fator contribuinte para o desenvolvimento de problemas associados ao excesso de gordura corporal, tais como resistência à insulina, diabetes melito tipo 2, dislipidemias e doenças cardiovasculares. Entretanto, muitas são as evidências indicando que a restrição do sono também é um fator independente que resulta em alterações metabólicas que podem contribuir para o desenvolvimento de tais problemas.[47,55,57,61-65]

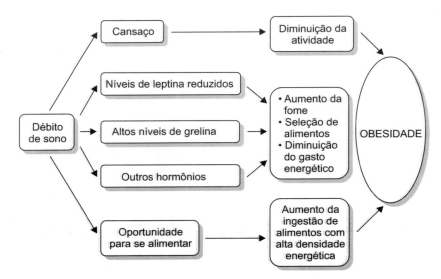

Fig. 6.2 Mecanismo pelo qual o débito de sono pode levar à obesidade.

Influência do sono nas concentrações de leptina, grelina e nas taxas de fome e apetite

O sono desempenha um papel fundamental na regulação do balanço energético. Flier[66] aponta que o sono influencia o apetite (e, possivelmente, a massa corporal) por meio de variações das concentrações de leptina e grelina, dois hormônios que controlam tanto a massa corporal quanto o sono.

Trabalhos recentes têm demonstrado que a leptina pode participar na regulação do sono em ratos, diminuindo sistematicamente o sono REM (*rapid eye movement sleep*) e estimulando profundamente o não REM (NREM).[67] Outros trabalhos têm postulado influência direta do sono na liberação de leptina, pois os níveis desse hormônio são elevados durante o sono.[68] Algumas evidências sugerem que esse aumento noturno é parcialmente uma resposta da ingestão durante o dia;[69] no entanto, acredita-se que o sono, por si só, pode afetar a regulação de leptina, pois estudos demonstraram que uma elevação durante o sono persiste em indivíduos que receberam nutrição enteral contínua ou mesmo quando o sono acontece durante o dia.[68]

Existem evidências atuais indicando que a grelina também é um fator promotor do sono,[70] induzindo o sono de ondas lentas e a secreção noturna de GH.[71] É bem documentado que, durante o sono, ocorre aumento nos níveis de grelina, seguido de diminuição no período da manhã, mesmo algumas horas antes do desjejum. No entanto, essa questão ainda permanece sem explicação, pois é difícil entender como um hormônio que estimula a fome pode estar aumentado durante o sono. Sugere-se que a grelina poderia apresentar outras funções metabólicas e endócrinas que necessitam ser elucidadas.[71]

Restrição de sono e concentrações de leptina, grelina e taxas de fome e apetite

Uma relação entre a restrição de sono e a ingestão alimentar vem sendo postulada pela literatura atual.[64,72-77] Isso é amplamente demonstrado em modelos animais, os quais se mostram hiperfágicos após a privação de sono.[78-80] Em humanos, o trabalho em turno e o *jetlag*, situações que comumente alteram o padrão habitual de sono, estão claramente associados com as alterações no comportamento alimentar.[64,72-77]

Embora os mecanismos que esclareçam essas associações não estejam totalmente elucidados, sabe-se que os distúrbios provocados pelas alterações nos horários de sono/vigília influenciam o apetite,[44] a saciedade[44] e, consequentemente, a ingestão alimentar,[81,82] o que parece favorecer o aumento da obesidade.[83-85] Acredita-se que isso se deva a dessincronização ou desajustes no relógio biológico, o que

78 | PSICOBIOLOGIA DO EXERCÍCIO

prejudica a duração e qualidade do sono e, consequentemente, modifica o controle da ingestão alimentar.[86-88]

Estudos recentes têm demonstrado que a redução do tempo total de sono está associada a dois comportamentos endócrinos paralelos capazes de alterar significativamente a ingestão alimentar: a diminuição da leptina[43,56,64,72] e o aumento da grelina,[43,47,56,73] resultando assim no aumento da fome e ingestão alimentar.[47]

Em um experimento realizado por Spiegel *et al.*,[47] a restrição do tempo de sono para 4 h durante 6 noites em 11 homens foi associada ao aumento de 28% dos níveis séricos de grelina ao longo do dia e diminuição de 18% dos níveis séricos de leptina ao longo do dia. Ainda, os pesquisadores verificaram que a restrição de sono associou-se significativamente com elevações na fome (24%) e apetite (23%), as quais foram mensuradas a partir de escalas visuais (Fig. 6.3). Dessa maneira, os resultados desse e de outros estudos[55,56,58,65] sugerem que a modificação do padrão de sono pode levar a desajustes endócrinos que contribuem para o desenvolvimento da obesidade.

É possível que a diminuição nos níveis de leptina após a restrição de sono seja uma adaptação do aumento da necessidade calórica pelo aumento do tempo de vigília.[43] Estudos envolvendo mensurações acuradas do balanço energético em indivíduos submetidos à perda parcial crônica de sono são necessários para excluir a possibilidade de o estado de débito de sono envolver um aumento significativo na energia gasta. Como a liberação de leptina é inibida pela maior atividade do sistema nervoso simpático,[89] outra possibilidade é a restrição de sono resultar em diminuição nos níveis de leptina devido ao efeito inibitório do aumento do fluxo simpático.[43] As alterações na regulação do cortisol e o equilíbrio simpatovagal, os dois mais importantes indicadores neurobiológicos de resposta ao estresse, foram evidentes quando indivíduos foram estudados por 6 dias de restrição de sono.[43] Uma associação negativa entre as mudanças nos níveis de leptina e cortisol é bem documentada na literatura durante a restrição de sono e pode indicar um efeito supressivo da leptina no eixo hipotálamo--hipófise-adrenal.[66,90,91]

Algumas evidências apontam que a restrição de sono parece aumentar não somente o apetite, como também a preferência por alimentos mais calóricos.[56,74] O experimento de Spiegel *et al.*[47] demonstrou que o apetite por nutrientes que continham elevada quantidade de carboidratos, incluindo doces, biscoitos salgados e tubérculos, aumentou de 33 para 45%, enquanto o apetite por frutas, vegetais e alimentos com elevada quantidade de proteínas foi pouco modificado. Esse padrão é bastante preocupante, uma vez que, além de os indivíduos com perda de sono apresentarem um padrão hormonal predisponente para uma ingestão calórica aumentada,[47] o preenchimento dessas calorias tende a ser feito com alimentos de baixa qualidade nutricional.[75-79]

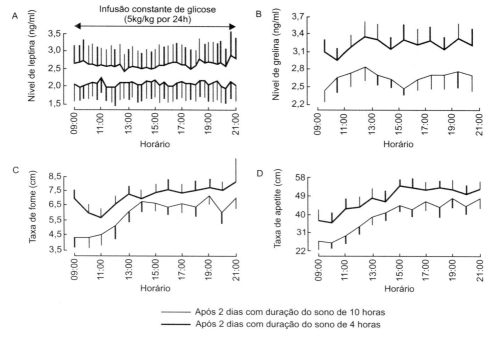

Fig. 6.3 Efeito da privação do sono no padrão de leptina e grelina e balanço energético. (*Fonte:* adaptada de Spiegel *et al.*;[43] permissão de uso pelo jornal *Annals of Internal Medicine*.)

INFLUÊNCIA DOS RITMOS BIOLÓGICOS NO COMPORTAMENTO ALIMENTAR

Frente ao aumento expressivo nos casos de sobrepeso e obesidade nas últimas décadas, os quais estão fortemente implicados no desenvolvimento de inúmeras desordens metabólicas, investigações mais profundas a respeito dos componentes envolvidos na regulação do comportamento alimentar e da massa corporal vêm sendo destacadas.[92]

Já é muito bem estabelecido que a regulação da massa corporal se dá a partir de dois componentes: o gasto energético e a ingestão calórica. Enquanto o gasto energético pode ser influenciado principalmente pelo nível de atividade física, a ingestão alimentar é amplamente complexa, já que pode ser influenciada por diversos aspectos, como fisiológicos,[93] genéticos,[94] sociais,[95] psicológicos[96] e rítmicos.[97]

A ingestão alimentar sofre variações marcantes ao longo do dia e das 24 h (ritmo circadiano). Um dos primeiros autores a estudar mais profundamente essas questões foi de Castro,[98] o qual identificou a presença de um ritmo de ingestão de alimentos muito bem definido nas 24 h, bem como de cada macronutriente (carboidratos, proteínas e lipídios), ingeridos ao longo do dia. Nesse estudo, postulou-se

80 | PSICOBIOLOGIA DO EXERCÍCIO

que o volume ingerido de carboidrato e lipídios, mas não de proteína, variava ao longo do dia, atingindo picos no almoço e jantar, o que pode ser justificado pelo próprio padrão de seleção dos alimentos característicos dessas refeições. Também cabe destacar algumas particularidades entre os gêneros, já que homens tenderam a consumir volumes maiores no período da manhã (especialmente carboidratos e lipídios), enquanto mulheres demonstraram tendência para ingestão de volumes menores e ricos em carboidratos no período da manhã.

Assim, fica evidente que a ingestão alimentar não apresenta uma distribuição igualitária ao longo de todo o período de vigília do indivíduo, sendo verificado também que, conforme o dia progride, as pessoas apresentam redução nos intervalos entre uma refeição e outra.[98] Fica, pois, evidente que a regulação do comportamento alimentar, composta pelas sensações de fome (necessidade fisiológica de comer)/apetite (vontade específica por determinado alimento) e saciedade (sensação de plenitude), também apresenta ritmo diurno. De acordo com de Castro,[99] humanos apresentam maior taxa de saciedade no período da manhã, diminuindo de modo progressivo até o período noturno. Esses achados sugerem que, no período noturno, as pessoas se sentem menos saciadas, estando mais suscetíveis ao consumo alimentar excessivo, e, em um ambiente natural, esse comportamento pode representar um consumo energético 150% maior à noite em relação à manhã.[99]

Baseado em tais achados, de Castro[99-101] postulou que o consumo alimentar diário total, assim como em cada período do dia, também pode ser alterado conforme a distribuição de energia ao longo do dia, bem como de cada macronutriente, contribuindo para diferentes respostas na saciedade. Para o autor, quanto maior o consumo energético e de cada macronutriente no período da manhã, menor a ingestão energética e dos respectivos macronutrientes no período noturno e no dia inteiro. Por outro lado, se existir menor consumo pela manhã, maior é o consumo de energia e de cada macronutriente à noite e ao longo do dia todo.

Considerando a ritmicidade circadiana e diurna de variáveis como esvaziamento gástrico,[102] sensibilidade à insulina e tolerância à glicose,[103] *clearance* de lipídios plasmáticos[104] e termogênese induzida pelo alimento,[105] que apresentam maior eficiência no período matutino e detrimentos no período da noite, é possível considerar que o consumo de alimentos nos diferentes horários do dia também pode repercutir em diferentes respostas fisiológicas e metabólicas, podendo, por sua vez, influenciar o estado nutricional do indivíduo.[92] Essa afirmação vai ao encontro da teoria proposta por Armstrong,[76] denominada "lipogênese-lipolítica", a qual postula que o período do dia está associado com o consumo alimentar, metabolismo de glicose e depósito de lipídios, ao passo que o período noturno (principalmente durante o sono) deve ser marcado por jejum e metabolismo lipídico.

Corroborando essa hipótese, estudos em animais demonstram que o consumo alimentar nas 12 h de fase clara está associado com ganho de massa corporal significativo em relação a animais alimentados ao longo das 12 h de fase escura.[106] Já em humanos, estudos epidemiológicos que avaliaram a distribuição circadiana da ingestão energética sugerem que indivíduos obesos consomem maior proporção de energia no período noturno, quando comparados com indivíduos eutróficos, sejam em crianças[107] ou adultos.[108] Além disso, estudos envolvendo trabalhadores noturnos também apontam que essa população está mais suscetível ao desenvolvimento de obesidade,[109,110] sendo que a ingestão noturna pode ser um fator contribuinte para esse aumento de massa corporal.[111] Claramente, não é possível descartar que, além da inversão de ciclo observada nesse público, tais indivíduos apresentam restrição crônica de sono, e esse fato, na atualidade, é peça importante para o aumento de massa corporal.[112]

Quando ressaltadas as particularidades do metabolismo à noite, evidências indicam que esse momento é marcado por diminuições da tolerância aos lipídios (prejuízo no *clearance* de lipídios sanguíneos após sua ingestão), a qual está relacionada ao quadro de resistência à insulina,[104] e dos níveis de atividade física, contribuindo, assim, para o depósito de lipídios no tecido adiposo. Além disso, o metabolismo de lipídios apresenta algumas distinções marcantes em relação ao metabolismo de aminoácidos e carboidratos, pois, ao contrário destes, o aumento da ingestão de lipídios não é acompanhado de aumento na sua oxidação, favorecendo a lipogênese e ganho de massa corporal.[113]

Em relação ao metabolismo de carboidratos, a ingestão desse macronutriente pode não estar envolvida somente na lipogênese *de novo* (síntese de lipídios a partir de substratos não lipídicos), mas também no efeito poupador da oxidação de lipídios.[113] Frente ao exposto, o consumo alimentar no período noturno pode ser considerado problemático, e atitudes como redução do consumo de alimentos com alta densidade energética nesse período podem ser ferramentas benéficas para controle da massa corporal.[101]

Por outro lado, a maior concentração de alimentos no período da manhã pode ser uma importante ferramenta promotora da saúde.[114] Como já citado, esse período está associado a melhor eficiência metabólica e fisiológica, sendo capaz de contribuir positivamente para o desencadeamento da saciedade, diminuição do consumo energético[99] e, como resultado final, auxiliar na redução da massa corporal, prevenindo o desenvolvimento de obesidade.[114]

Song *et al.*[115] investigaram a associação entre a realização do café da manhã e o IMC, a partir dos dados do National Health and Nutrition Examination Survey (NHANES) 1999-2000, e observaram que mulheres que consomem essa refeição tinham risco significativamente menor para apresentar IMC > 25 kg/m^2 após ajustado para idade, raça, tabagismo, ingestão energética, nível de atividade física e controle da massa corporal. Do mesmo modo, Kant *et al.*[116] avaliaram os dados do NHANES 1999-2000, 2001-2002 e 2003-2004 e observaram que indivíduos que consomem café da manhã apresentaram menor densidade energética na ingestão diária, com mulheres apresentando menor IMC em relação àquelas que não consu-

82 | PSICOBIOLOGIA DO EXERCÍCIO

miram essa refeição (27,9 ± 0,2 kg/m² *versus* 29,4 ± 0,4 kg/m². Assim, os autores concluíram que o consumo alimentar nessa refeição contribui para redução da ingestão energética diária total, favorecendo a manutenção e/ou redução da massa corporal.

Embora tais trabalhos tenham avaliado somente o IMC como parâmetro de avaliação, Dattilo *et al.*[92] evidenciaram que os parâmetros de adiposidade também são influenciados pelo consumo de alimentos no período da manhã, sendo o consumo de energia e macronutrientes inversamente relacionado com o IMC, perímetro da cintura e percentual de gordura corporal. Já Alexander *et al.*[117] a partir de exames de imagem de ressonância magnética, constataram que a omissão do café da manhã resultou em aumento da adiposidade, especialmente na região abdominal, de crianças e adolescentes.

Contrariamente ao consumo no período noturno, relatos sugerem também que o consumo de alimentos pela manhã contribui para menor armazenamento de lipídios no tecido adiposo em decorrência das atividades diárias que serão realizadas posteriormente.[118] Além disso, de acordo com Romon *et al.*[105] a ingestão de alimentos às 9 h promove maior efeito térmico em comparação com a ingestão às 17 e 1 h.

De fato, ainda há muito que explorar sobre o impacto da distribuição de energia e macronutrientes ao longo do dia na regulação da massa corporal, mas é evidente que protocolos experimentais agudos ratificam que o consumo alimentar em diferentes períodos do dia repercute em diferentes respostas hormonais e metabólicas. Assim, é pertinente que comer no momento "errado" pode contribuir para o ganho de massa corporal em longo prazo, ao passo que comer no momento "certo" pode favorecer a redução de massa corporal em função da resposta pós--prandial mais apropriada.

INFLUÊNCIA DO EXERCÍCIO FÍSICO NO COMPORTAMENTO ALIMENTAR

Para a maioria das pessoas que buscam a prática de exercício físico (EF), o fator motivador é a melhora na estética corporal, e isso, geralmente, está atrelado à redução da massa corporal. Sabe-se que o EF pode contribuir para a redução da massa corporal devido à indução do balanço energético negativo, que, por sua vez, pode gerar tal resultado ao longo do tempo. Contudo, na prática, intervenções que utilizam somente o EF como estratégia para essa finalidade em indivíduos obesos têm apresentado efeitos muito variados.[119]

Os efeitos do EF sobre o comportamento alimentar ainda são assunto de muita controvérsia na literatura científica; parte das pesquisas relata supressão do apetite, enquanto outra relata aumento deste.[120,121] Os diferentes protocolos utilizados dificultam a interpretação clara e a comparação dos resultados obtidos entre os estudos, considerando também que muitas são as variáveis que podem influenciar esses achados, como: diferenças entre os gêneros, massa corporal, nível de atividade física, além do tipo (crônico ou agudo) e intensidade do EF realizado.[120]

A maioria dos estudos realizados até o momento com EF agudos relata que estes não resultam em aumento na sensação de fome nem no consumo alimentar, mesmo se realizados em altas intensidades.[122-124] Apesar disso, alguns estudos com EF de alta intensidade demonstram redução significativa, porém momentânea, da fome (definida como anorexia induzida pelo EF), levando a um balanço energético negativo temporário.[120,121] Entretanto, algumas variações nessa resposta podem ser identificadas entre os gêneros, pois relatos indicam que mulheres podem apresentar tanto anorexia[123,125] quanto aumento da fome[126,127]e palatabilidade pelos alimentos após o EF, sem nenhuma inibição do apetite.[128]

Estudos sobre os efeitos crônicos do EF no comportamento alimentar são escassos na literatura, e os poucos dados disponíveis são conflitantes. Em um estudo com indivíduos do gênero masculino, após a realização de um programa de EF por 7 dias (80 a 120 min por dia), não foram encontradas diferenças significativas nas sensações de fome e saciedade em comparação ao grupo-controle.[129] Outro estudo realizado com adolescentes também não demonstrou alterações na fome, desejo de comer ou consumo alimentar, tanto em jejum quanto em condições pós-prandiais, após 5 dias de EF supervisionado.[130] Porém, em um estudo realizado com crianças obesas submetidas a 6 semanas de EF e restrição calórica e, portanto, em balanço energético negativo, verificaram-se aumento significativo na sensação de fome e redução na sensação de saciedade, além de menor supressão da fome em resposta a uma refeição padrão ao final da intervenção.[131] Desse modo, embora os sujeitos das amostras entre esses estudos tenham sido diferentes, fica evidente que o débito calórico diário parece ser determinante nas respostas do comportamento alimentar.

Seguindo esse raciocínio, King *et al.*[132] conduziram um estudo por 12 semanas, com indivíduos com sobrepeso e obesos, de ambos os gêneros, e forneceram subsídios importantes para sustentar essa associação e ampliar o conhecimento sobre a modulação do comportamento alimentar. Nesse estudo, o gasto calórico estipulado em 2.500 kcal/semana foi suficiente para reduzir a massa corporal, gordura corporal e perímetro da cintura e, como esperado, promoveu aumento da sensação de fome no jejum e da média diária. Por outro lado, os autores verificaram que a saciedade após a realização do café da manhã aumentou significativamente, sugerindo assim que os efeitos do EF na regulação do apetite envolvem ao menos dois processos: aumento da ativação das vias orexígenas da regulação do apetite em conjunto com aumento na saciedade em resposta a uma refeição padrão.[132]

Em um estudo recente, Cornier *et al.*[133] tiveram por objetivo avaliar os efeitos do treinamento físico de 6 meses na resposta neuronal à alimentação e comportamento alimentar em indivíduos obesos. Para tanto, 12 voluntários de ambos os sexos foram submetidos a um exame de ressonância magnética funcional antes e

84 | PSICOBIOLOGIA DO EXERCÍCIO

depois dos 6 meses do protocolo. O exame foi realizado com o estímulo visual de alimentos e objetos neutros usados como controle numa situação de jejum. Apesar de não observarem efeitos do treinamento nas sensações de apetite, fome e saciedade, o EF crônico foi associado à redução da resposta visual a alimentos em importantes regiões cerebrais da regulação da ingestão alimentar, como o lobo parietal posterior e a ínsula.

O padrão de comportamento alimentar também pode influenciar a relação entre gasto e consumo energético, pois indivíduos com comportamentos de restrição cognitiva (controle excessivo no consumo alimentar), alimentação emocional (sem controle no consumo alimentar) e descontrole alimentar (controle do consumo alimentar está presente, porém é frequentemente perdido) podem ser mais ou menos responsivos a sinais de fome e saciedade e, assim, apresentam diferentes comportamentos de compensação energética em resposta ao EF.[134] Em geral, o EF parece ser mais eficaz em gerar um balanço energético negativo em pessoas com comportamento de restrição alimentar do que as que apresentam perfil de alimentação emocional, o que sugere que o EF age como um mecanismo controlador do excesso de consumo de alimentos nas pessoas que restringem.[120]

Atualmente, são bem conhecidos os mecanismos hormonais e neuronais de regulação da fome e saciedade, porém grande parte dos estudos que abordam os efeitos do EF sobre o comportamento alimentar o fazem apenas por avaliações de percepções de fome e saciedade. Assim, ainda são necessários mais estudos que relacionem esses sinais com as vias de sinalização orexígenas e anorexígenas. Kraemer et al.,[135] em uma revisão da literatura sobre níveis plasmáticos de leptina e EF, concluíram que, na ausência de redução da massa corporal, de fato não há alterações nas concentrações plasmáticas desse hormônio. Porém, diversos autores relatam redução nos níveis plasmáticos desse hormônio após a realização de EF prolongado e intenso em indivíduos altamente treinados,[136] assim como após um período de treinamento físico.[137,138]

Com relação aos níveis plasmáticos de grelina, Kraemer e Castracane,[139] também em um estudo de revisão, concluíram que, na ausência de alterações da massa corporal, também não há alterações nos níveis de grelina. Apesar disso, alguns estudos mostram reduções nos níveis desse hormônio após uma sessão aguda de EF, tanto em indivíduos eutróficos quanto em obesos.[140,141] Uma limitação desses estudos é que a maioria analisa os níveis de grelina total e não a forma acilada da grelina, a qual apresenta papel orexígeno.[120] Broom et al.,[142] em um estudo com homens eutróficos treinados, encontraram redução de grelina acilada, assim como redução na percepção de fome em um protocolo de 1 h de corrida seguida por 8 h de descanso. Essa redução na grelina acilada parece ser temporária, durando cerca de 1 h, podendo ser a responsável pela anorexia induzida pelo EF.[121] Por outro lado, Mackelvie et al.[130] não encontraram alterações nos níveis de grelina total, mas aumento de grelina acilada após 5 dias de EF em adolescentes eutróficos e com

COMPORTAMENTO ALIMENTAR | 85

sobrepeso. Esses resultados foram associados com aumento na percepção de fome e redução na sensação de saciedade.

Se os estudos com leptina e grelina já são escassos e controversos, pouco se sabe sobre como os outros peptídeos relacionados ao controle da ingestão alimentar podem ser modulados. Segundo Martins *et al.*,[120] os poucos estudos disponíveis demonstram aumento nos níveis de GLP-1 e CCK em resposta ao EF agudo em atletas. Em relação ao EF crônico, as evidências são mais escassas. Um importante peptídeo supressor do apetite é o PYY. Alguns estudos com esse peptídeo demonstraram aumento nas concentrações plasmáticas durante o EF aeróbio em indivíduos magros e obesos.[142-144]

O GLP-1 é outro peptídeo importante nesse controle, responsável também por inibição do apetite. Um estudo realizado por Chanoine *et al.*,[145] com adolescentes que realizaram EF por 5 dias, não encontrou alterações significativas nos níveis plasmáticos de GLP-1 após uma refeição teste, porém houve maior magnitude da resposta do GLP-1 nos primeiros 30 min após a refeição, o que sugere que esse hormônio pode também estar envolvido com a anorexia induzida pelo EF.

Martins *et al.*[143] realizaram um estudo durante o qual voluntários eutróficos foram submetidos ao seguinte protocolo: 1 h após a realização de um café da manhã padrão, eles realizaram 60 min de ciclismo a 65% da frequência cardíaca máxima e, ao término, realizaram uma refeição *ad libtum*. A realização do EF agudo aumentou os níveis pós-prandiais de PYY e GLP-1, porém não houve alterações nos níveis de grelina. Além disso, observou-se um aumento significativo no consumo alimentar, mesmo sem alterações nas sensações de fome.

Martins *et al.*[146] realizaram um estudo com 22 voluntários de ambos os gêneros, com sobrepeso e obesidade, os quais foram submetidos a 12 semanas de EF (5 vezes/semana – 75% da frequência cardíaca máxima) e foram orientados a não alterar o padrão de consumo alimentar. Após 12 semanas, houve redução da massa corporal e dos níveis de insulina de jejum, aumento do nível de grelina acilada e aumento na sensação de fome no jejum. Na situação pós-prandial, houve redução na insulinemia, tendência no atraso na liberação de GLP-1 e maior da supressão da grelina acilada. Os autores sugerem, então, que o EF resulta em melhora na resposta de saciedade e maior sensibilidade ao sistema de controle do apetite.

Apesar das limitações metodológicas encontradas nos estudos, pode-se sugerir que o EF tem um papel importante no controle do comportamento alimentar, levando a maior sensibilidade no comportamento alimentar em resposta à ingestão calórica prévia ao exercício. Além disso, apesar da existência momentânea da anorexia induzida pelo exercício de alta intensidade, o EF não resulta em adaptações agudas ou crônicas que levam a maior percepção de fome ou aumento do consumo alimentar em curto prazo.

86 | PSICOBIOLOGIA DO EXERCÍCIO

Referências bibliográficas

1. Simpson KA, Martin NM, Bloom SR. Hypothalamic regulation of food intake and clinical therapeutic applications. *Arq Bras Endocrinol Metabol*, 2009 Mar; *53*(2):120-8.
2. Morton GJ, Cummings DE, Baskin DG, Barsh GS, Schwartz MW. Central nervous system control of food intake and body weight. *Nature*. 2006 Sep 21; *443*(7109):289-95.
3. Schwartz GJ. The role of gastrointestinal vagal afferents in the control of food intake: current prospects. *Nutrition*, 2000; *16*(10):866-73.
4. Boguszewski MC, de Zegher F, Albertsson-Wikland K; Nordic Study Group for Growth Hormone Treatment in SGA Children and the Belgian Study Group for Pediatric Endocrinology.Serum leptin in short children born small for gestational age: dose-dependent effect of growth hormone treatment. *Horm Res*, 2000; *54*(3):120-5.
5. Lenard NR, Berthoud HR. Central and peripheral regulation of food intake and physical activity: pathways and genes. *Obesity*, 2008; *16* (suppl 3):S11-22.
6. Damiani D, Damiani D. Sinalização cerebral do apetite. *Rev Bras Clin Med*, 2011; *9*(2):138-45.
7. Hillebrand JJ, de Wied D, Adan RA. Neuropeptides, food intake and body weight regulation: a hypothalamic focus. *Peptides*, 2002; *23*:2283-2306.
8. Bouret SG, Draper SJ, Simerly RB. Formation of projection pathways from the arcuate nucleus of the hypothalamus to hypothalamic regions implicated in the neural control of feeding behavior in mice. *J Neurosci*, 2004; *24*(11):2797-805.
9. Swanson LW, Sawchenko PE. Hypothalamic integration: organization of the paraventricular and supraoptic nuclei. *Annu Rev Neurosci*, 1983; *6*:269-324.
10. Williams G, Harrold JA, Cutler DJ. The hypothalamus and the regulation of energy homeostasis: lifting the lid on a black box. *Proc Nutr Soc*, 2000; *59*(3):385-96.
11. Berthoud HR, Morrison C. The brain, appetite, and obesity. *Annu Rev Psychol*, 2008; *59*:55-92.
12. Damiani D, Damiani D, Menezes Filho HC. Controle do apetite: mecanismos metabólicos e cognitivos. *Pediatria*, 2010; *32*(3):211-22.
13. Berthoud HR. The vagus nerve, food intake and obesity. *Regul Pept*, 2008;*149*(1-3):15-25.
14. Woods SC, Schwartz MW, Baskin DG, Seeley RJ. Food intake and the regulation of body weight. *Annu Rev Psychol*, 2000; *51*:255-77.
15. Leite LD, Brandão Neto J. Integração neuroendócrina na regulação da ingestão alimentar. *Neurobiologia*, 2009; *72*(2):127-143.
16. Valassi E, Scacchi M, Cavagnini F. Neuroendocrine control of food intake. *Nutr Metab Cardiovasc Dis*, 2008; *18*(2):158-68.
17. Lee YS, Poh LK, Loke KY. A novel melanocortin 3 receptor gene (MC3R) mutation associated with severe obesity. *J Clin Endocrinol Metab*, 2002; *87*(3):1423-6.
18. Mountjoy KG, Wong J. Obesity, diabetes and functions for proopiomelanocortin-derived peptides. *Moll Cell Endocrinol*, 1997; *128*:171-7.
19. ManciniMN, Halpern A. Tratamento farmacológico da obesidade. *Arq Bras Endocrinol Metab*, 2002; *46*(5): 497-513.
20. Edwards CM, Abusnana S, Sunter D, Murphy KG, Ghatei MA, Bloom SR. The effect of the orexins on food intake: comparison with neuropeptide Y, melanin-concentrating hormone and galanin. *J Endocrinol*, 1999; *160*:R7-12.
21. Martinz AC, Inoue DS, Damaso A. Controle neuroendócrino do balanço energético. In: Damaso A. *Obesidade*. São Paulo: Guanabara Koogan, 2ª ed, 2009.
22. Berthoud HR, Morrison C. The brain, appetite, and obesity. *Annu Rev Psychol*, 2008; *59*:55-92.
23. Kojima M, Hosoda H, Date Y, Nakazato M, Matsuo H, Kangawa K. Ghrelin is a growth-hormone-releasing acylated peptide from stomach. *Nature*, 1999; *402*(6762):656-60.
24. Cowley MA, Cone RD, Enriori P, Louiselle I, Williams SM, Evans AE.Electrophysiological actions of peripheral hormones on melanocortin neurons. *Ann N Y Acad Sci*, 2003; *994*:175-86.
25. Masuda Y, Tanaka T, Inomata N, Ohnuma N, Tanaka S, Itoh Z, Hosoda H, Kojima M, Kangawa K. Ghrelin stimulates gastric acid secretion and motility in rats. *Biochem Biophys Res Commun*, 2000; *276*(3):905-8.

COMPORTAMENTO ALIMENTAR | 87

26. Tschöp M, Smiley DL, Heiman ML. Ghrelin induces adiposity in rodents. *Nature*, 2000; *407*(6806): 908-13.
27. van der Lely AJ, Tschöp M, Heiman ML, Ghigo E. Biological, physiological, pathophysiological, and pharmacological aspects of ghrelin. *Endocr Ver*, 2004; *25*(3):426-57.
28. Kalra SP, Kalra PS. Neuropeptide Y: a physiological orexigen modulated by the feedback action of ghrelin and leptin. *Endocrine*, 2003; *22*(1):49-56.
29. Wynne K, Giannitsopoulou K, Small CJ, Patterson M, Frost G, Ghatei MA, Brown EA, Bloom SR, Choi P. Subcutaneous ghrelin enhances acute food intake in malnourished patients who receive maintenance peritoneal dialysis: a randomized, placebo-controlled trial. *J Am Soc Nephrol*, 2005; *16*(7):2111-8.
30. Tschöp M, Smiley DL, Heiman ML. Ghrelin induces adiposity in rodents. *Nature*, 2000; *407*(6806): 908-13.
31. Geary N. Endocrine control of eating: CCK, leptin, and ghrelin. *Physiol Behav*, 2004; *81*(5):719-33.
32. Bray GA. Afferent signals regulating food intake. *Proc Nutr Soc*, 2000; *59*(3):373-84.
33. Woods SC, Seeley RJ. Dietary interventions in noninsulin-dependent diabetes mellitus: new approaches. *Nutrition*, 1998; *14*(6):527-8.
34. Oller do Nascimento CM, Ribeiro EB, Oyama LM. Metabolism and secretory function of white adipose tissue: effect of dietary fat. *An Acad Bras Cienc*, 2009; *81*(3):453-66.
35. Verdich C, Toubro S, Buemann B, Lysgård Madsen J, Juul Holst J, Astrup A. The role of postprandial releases of insulin and incretin hormones in meal-induced satiety- effect of obesity and weight reduction. *Int J Obes Relat Metab Disord*, 2001; *25*(8):1206-14.
36. Friedman JM, Halaas JL. Leptin and the regulation of body weight in mammals. *Nature*, 1998; *395*(6704):763-70.
37. Reseland JE, Haugen F, Hollung K, Solvoll K, Halvorsen B, Brude IR, Nenseter MS, Christiansen EN, Drevon CA. Reduction of leptin gene expression by dietary polyunsaturated fatty acids. *J Lipid Res*, 2001; *42*(5):743-50.
38. Elefteriou F, Ahn JD, Takeda S, Starbuck M, Yang X, Liu X, Kondo H, Richards WG, Bannon TW, Noda M, Clement K, Vaisse C, Karsenty G. Leptin regulation of bone resorption by the sympathetic nervous system and CART. *Nature*, 2005 Mar 24; *434*(7032):514-20.
39. Kershaw EE, Flier JS. Adipose tissue as an endocrine organ. *J Clin Endocrinol Metab*, 2004; *89*(6):2548-56.
40. Blundell JE, Gillett A. Control of food intake in the obese. *Obes Res*, 2001; *9*(suppl 4):263S-270S.
41. Spranger J, Kroke A, Mohlig M, Bergmann MM, Ristow M, Boeing H, Pfeiffer AF. Adiponectin and protection against type 2 diabetes mellitus. *Lancet*, 2003; *361*(9353):226-8.
42. Ouchi N, Kihara S, Arita Y, Nishida M, Matsuyama A, Okamoto Y, Ishigami M, Kuriyama H, Kishida K, Nishizawa H, Hotta K, Muraguchi M, Ohmoto Y, Yamashita S, Funahashi T, Matsuzawa Y. Adipocyte-derived plasma protein, adiponectin, suppresses lipid accumulation and class A scavenger receptor expression in human monocyte--derived macrophages. *Circulation*, 2001; *103*(8):1057-63.
43. Spiegel K, Tasali E, Penev P, Van Cauter E. Brief communication: sleep curtailment in healthy young men is associated with decreased leptin levels, elevated ghrelin levels, and increased hunger and appetite. *Ann Intern Med*, 2004; *141*:846-850.
44. Kripke DF, Simons RN, Garfinkel L, Hammond EC. Short and long sleep and sleeping pills. Is increased mortality associated? *Arch Gen Psychiatry*, 1979; *36*:103-116.
45. National Sleep Foundation. 2002 "Sleep in America" Poll. Washington, DC: National Sleep Foundation, 2002.
46. Pires MLN, Benedito-Silva AA, Mello MT, Del Giglio S, Pompeia C, Tufik S. Sleep habits and complaints of adults in the city of São Paulo, Brazil, in 1987 and 1995. *Braz J Med Biol Res*, 2007; *40*:1505-15.
47. Spiegel K, Leproult R, L'hermite-Baleriaux M, Copinschi G, Penev PD, Van Cauter E. Leptin levels are dependent on sleep duration: relationships with sympathovagal balance, carbohydrate regulation, cortisol, and thyrotropin. *J Clin Endocrinol Metab*, 2004; *89*:5762-71.
48. Rechtschaffen A, Gilliland MA, Bergmann BM, Winter JB. Physiological correlates of prolonged sleep deprivation in rats. *Science*, 1983; *221*:182-4.
49. Rechtschaffen A, Bergmann BM. Sleep deprivation in the rat by the disk-over-water method. *Behav Brain Res*, 1995; *69*:55-63.
50. Knutson A. Shift work and coronary heart disease. *Scand J Soc Med Suppl*, 1989; *44*:1-36.
51. Scheen AJ. Clinical study of the month. Does chronic sleep deprivation predispose to metabolic syndrome? *Rev Méd Liège*, 1999; *54*:898-900.

88 | PSICOBIOLOGIA DO EXERCÍCIO

52. Nakamura K, Shimai S, Kikuchi S, Tominaga K, Takahashi H, Tanaka M *et al*. Shift work and risk factors for coronary heart disease in Japanese blue-collar workers: serum lipids and anthropometric characteristics. *Occup Med*, 1997; *47*:142-6.
53. Kohatsu ND, Tsai R, Young T, Vangilder R, Burmeister LF, Stromquist AM, e cols. Sleep duration and body mass index in a rural population. *Arch Intern Med*, 2006; *166*:1701-5.
54. Vorona R, Winn M, Babineau T, Eng B, Feldman H, Ware J. Overweight and obese patients in a primary care population report less sleep than patients with a normal body mass index. *Arch Inter Med*, 2005; *165*:25-30.
55. Hasler G, Buysse DJ, Klaghofer R, Gamma A, Ajdacic V, Eich D *et al*. The association between short sleep duration and obesity in young adults: a 13-year prospective study. *Sleep*, 2004; *27*:661-6.
56. Taheri S, Lin L, Austin D, Young T, Mignot E. Short sleep duration is associated with reduced leptin, elevated ghrelin, and increased body mass index. *PLoS Med*, 2004; *1*:e62.
57. Gupta NK, Mueller WH, Chan W, Meininger JC. Is obesity associated with poor sleep quality in adolescents? *Am J Hum Biol*, 2002; *14*:762-8.
58. Kripke DF, Garfinkel L, Wingard DL, Klauber MR, Marler MR. Mortality associated with sleep duration and insomnia. *Arch Gen Psychiatry*, 2002; *59*(2):131-6.
59. Sekine M, Yamagami T, Handa K, Saito T, Nanri S, Kawaminami K *et al*. A dose-response relationship between short sleeping hours and childhood obesity: results of the Toyama Birth Cohort Study. *Child Care Health Dev*, 2002; *28*:163-70.
60. Vioque J, Torres A, Quiles J. Time spent watching television, sleep duration and obesity in adults living in Influence of sleep loss upon food intake 205 Valencia, Spain. *Int J Obes Relat Metab Disord*, 2000; *24*:1683-1688.
61. Taheri S. The link between short sleep duration and obesity: we should recommend more sleep to prevent obesity. *Arch Dis Child*, 2006; *91*:881-884.
62. Tasali E, Leproult R, Ehrmann DA, Cauter EV. Slow-wave sleep and the risk of type 2 diabetes in humans. *PNAS*, 2008; *105*(3):1044-49.
63. Gottlieb DJ, Punjabi NM, Newman AB, Resnick HE, Redline S, Baldwin CM, Nieto FJ. Association of sleep time with diabetes mellitus and impaired glucose tolerance. *Arch Intern Med*, 2005; *165*:863-867.
64. Spiegel K, Leproult R, Tasali E, Penev P, Van Cauter E. Sleep curtailment results in decreased leptin levels and increased hunger and appetite. *Sleep*, 2003; *26*:A174.
65. Spiegel K, Leproult R, Van Cauter E. Impact of sleep debt on metabolic and endocrine function. *Lancet*, 1999; *354*:1435-1439.
66. Flier JS, Elmquist JK. A good night's sleep: future antidote to the obesity epidemic? *Ann Intern Med*, 2004; *141*:885-886.
67. Sinton CM, Fitch TE, Gershenfeld HK. The effects of leptin on REM sleep and slow wave delta in rats are reversed by food deprivation. *J Sleep Res*, 1999; *8*(3):197-203.
68. Simon C, Gronfier C, Schlienger JL, Brandenberger G. Circadian and ultradian variations of leptin in normal man under continuous enteral nutrition: relationship to sleep and body temperature. *J Clin Endocrinol Metab*, 1998; *83*(6):1893-9.
69. Schoeller DA, Cella LK, Sinha MK, Caro JF. Entrainment of the diurnal rhythm of plasma leptin to meal timing. *J Clin Invest*, 1997; *100*(7):1882-7.
70. Schüssler P, Uhr M, Ising M, Weikel JC, Schmid DA, Held K, Mathias S, Steiger A. Nocturnal ghrelin, ACTH, GH and cortisol secretion after sleep deprivation in humans. *Psychoneuroendocrinology*, 2006; *31*(8):915-23.
71. Weikel JC, Wichniak A, Ising M, Brunner H, Friess E, Held K, Mathias S, Schmid DA, Uhr M, Steiger A. Ghrelin promotes slow-wave sleep in humans. *Am J Physiol Endocrinol Metab*, 2003; *284*(2):E407-15.
72. Mullington JM, Chan JL, Van Dongen HP, Szuba MP, Samaras J, Price NJ, Meier-Ewert HK, Dinges DF, Mantzoros CS. Sleep loss reduces diurnal rhythm amplitude of leptin in healthy men. *J Neuroendocrinol*, 2003; *15*:851-854.
73. Bodosi B, Gardi J, Hajdu I, Szentirmai E, Obal F Jr, Krueger JM. Rhythms of ghrelin, leptin, and sleep in rats: effects of the normal diurnal cycle, restricted feeding, and sleep deprivation. *Am J Physiol Regul Integr Comp Physiol*, 2004; *287*:R1071-R1079.

COMPORTAMENTO ALIMENTAR | 89

74. Naitoh P. Sleep deprivation in human subjects: a reappraisal. *Waking Sleeping*, 1976; *1*:53-60.
75. Sudo N, Ohtsuka R. Nutrient intake among female shift workers in a computer factory in Japan. *Int J Food Sci Nutr*, 2001; *52*:367-378.
76. Armstrong S. A chronometric approach to the study of feeding behaviour. *Neurosci Biobehav Rev*, 1980; *4*:27-53.
77. Adams CE, Morgan KJ. Periodicity of eating: implications for human food consumption. *Nutr Res*, 1981; *1*:525-550.
78. Verboeket-van de Venne WP, Westerterp KR. Influence of the feeding frequency on nutrient utilization in man: consequences for energy metabolism. *Eur J Clin Nutr*, 1991; *45*:161-169.
79. Van Cauter E, Polonsky KS, Scheen AJ. Roles of circadian rhythmicity and sleep in human glucose regulation. *Endocrine Rev*, 1997; *18*:716-738.
80. Spiegel K, Knutson K, Leproult R, Tasali E, Van Cauter E. Sleep loss: a novel risk factor for insulin resistance and type 2 diabetes. *J Appl Physiol*, 2005; *99*:2008-2019.
81. Takahashi Y, Kipnis DM, Daughaday WH. Growth hormone secretion during sleep. *J Clin Invest*, 1968; *47*:2079-2090.
82. Parker TS, McNamara DJ, Brown C, Garrigan O, Kolb R, Batwin H, Ahrens EH Jr. Mevalonic acid in human plasma: relationship of concentration and circadian rhythm to cholesterol synthesis rates in man. *Proc Natl Acad Sci*, 1982; *79*:3037-3041.
83. Boden G, Ruiz J, Urbain JL, Chen X. Evidence for a circadian rhythm of insulin secretion. *Am J Physiol*, 1966; *271*:E246-E252.
84. Kalsbeek A, Yi CX, La Fleur SE, Fliers E. The hypothalamic clock and its control of glucose homeostasis. *Trends Endocrinol Metab*, 2010; *21*(7):402-10
85. Tiemeier H, Pelzer E, Jonck L, Moller HJ, Rao ML. Plasma catecholamines and selective slow wave sleep deprivation. *Neuropsychobiology*, 2002; *45*:81-86.
86. Levy AB, Dixon KN, Schmidt H. REM and delta sleep in anorexia nervosa and bulimia. *Psychiatry Res*, 1987; *20*(3):189-97.
87. Salgado-Delgado R, Angeles-Castellanos M, Saderi N, Buijs RM, Escobar C. Food intake during the normal activity phase prevents obesity and circadian desynchrony in a rat model of night work. *Endocrinology*, 2010; *151*(3):1019-29.
88. Garvey MJ, Wesner R, Godes M. Comparison of seasonal and nonseasonal affective disorders. *Am J Psychiatry*, 1988; *145*(1):100-2.
89. Rayner DV, Trayhurn P. Regulation of leptin production: sympathetic nervous system interactions. *J Mol Med*, 2001; *79*(1):8-20.
90. Wauters M, Considine RV, Van Gaal LF. Human leptin: from an adipocyte hormone to an endocrine mediator. *Eur J Endocrinol*, 2000; *143*(3):293-311.
91. Copinschi G. Metabolic and endocrine effects of sleep deprivation. *Essent Psychopharmacol*, 2005; *6*(6):341-7.
92. Dattilo M, Crispim CA, Zimberg IZ, Tufik S, de Mello MT. Meal distribution across the day and its relationship with body composition. *Biol Rhythm Res*, 2011; *42*(2):119-29.
93. de Castro JM, McCormick J, Pedersen M, Kreitzman SN. Spontaneous human meal patterns are related to preprandial factors regardless of natural environmental constraints. *Physiol Behav*, 1986; *38*(1):25-9.
94. de Castro JM. Independence of genetic influences on body size, daily intake, and meal patterns of humans. *Physiol Behav*, 1993; *54*(4):633-9.
95. de Castro JM. Family and friends produce greater social facilitation of food intake than other companions. *Physiol Behav*, 1994; *56*(3):445-5.
96. de Castro JM, Bellisle F, Dalix AM, Pearcey SM. Palatability and intake relationships in free-living humans. characterization and independence of influence in North Americans. *Physiol Behav*, 2000; *70*(3-4):343-50.
97. de Castro JM. Heritability of diurnal changes in food intake in free-living humans. *Nutrition*, 2001; *17*(9):713-20.
98. de Castro JM. Circadian rhythms of the spontaneous meal pattern, macronutrient intake, and mood of humans. *Physiol Behav*, 1987; *40*(4):437-46.

90 | PSICOBIOLOGIA DO EXERCÍCIO

99. de Castro JM. The time of day of food intake influences overall intake in humans. *J Nutr*, 2004; *134*(1):104-11.
100. de Castro JM. The time of day and the proportions of macronutrients eaten are related to total daily food intake. *Br J Nutr*, 2007; *98*(5):1077-83.
101. de Castro JM. When, how much and what foods are eaten are related to total daily food intake. *Br J Nutr*, 2009; *102*(8):1228-37.
102. Dunbar JC, Schultz S, Houser F, Walker J. Regulation of the hepatic response to glucagon: role of insulin, growth hormone and cortisol. *Horm Res*, 1989; *31*(5-6):244-9.
103. Van Cauter E, Blackman JD, Roland D, Spire JP, Refetoff S, Polonsky KS. Modulation of glucose regulation and insulin secretion by circadian rhythmicity and sleep. *J Clin Invest*, 1991; *88*(3):934-42.
104. Arasaradnam MP, Morgan L, Wright J, Gama R. Diurnal variation in lipoprotein lipase activity. *Ann Clin Biochem*, 2002; *39*(Pt 2):136-9.
105. Romon M, Edme JL, Boulenguez C, Lescroart JL, Frimat P. Circadian variation of diet-induced thermogenesis. *Am J Clin Nutr*, 1993; *57*(4):476-80.
106. Arble DM, Bass J, Laposky AD, Vitaterna MH, Turek FW. Circadian timing of food intake contributes to weight gain. *Obesity*, 2009; *17*(11):2100-2.
107. Maffeis C, Provera S, Filippi L, Sidoti G, Schena S, Pinelli L, Tatò L. Distribution of food intake as a risk factor for childhood obesity. *Int J Obes Relat Metab Disord*, 2000; *24*(1):75-80.
108. Fricker J, Giroux S, Fumeron F, Apfelbaum M. Circadian rhythm of energy intake and corpulence status in adults. *Int J Obes*, 1990; *14*(5):387-93.
109. Geliebter A, Gluck ME, Tanowitz M, Aronoff NJ, Zammit GK. Work-shift period and weight change. *Nutrition*, 2000; *16*(1):27-9.
110. Suwazono Y, Dochi M, Sakata K, Okubo Y, Oishi M, Tanaka K, Kobayashi E, Kido T, Nogawa K. A longitudinal study on the effect of shift work on weight gain in male Japanese workers. *Obesity*, 2008; *16*(8):1887-93.
111. van Amelsvoort LG, Schouten EG, Kok FJ. Duration of shiftwork related to body mass index and waist to hip ratio. *Int J Obes Relat Metab Disord*, 1999; *23*(9):973-8.
112. Knutson KL, Van Cauter E. Associations between sleep loss and increased risk of obesity and diabetes. *Ann N Y Acad Sci*, 2008; *1129*:287-304.
113. Schutz Y, Flatt JP, Jéquier E. Failure of dietary fat intake to promote fat oxidation: a factor favoring the development of obesity. *Am J Clin Nutr*, 1989; *50*(2):307-14.
114. Huang CJ, Hu HT, Fan YC, Liao YM, Tsai PS. Associations of breakfast skipping with obesity and health-related quality of life: evidence from a national survey in Taiwan. *Int J Obes*, 2010; *34*(4):720-5.
115. Song WO, Chun OK, Obayashi S, Cho S, Chung CE. Is consumption of breakfast associated with body mass index in US adults? *J Am Diet Assoc*, 2005; *105*(9):1373-82.
116. Kant AK, Andon MB, Angelopoulos TJ, Rippe JM. Association of breakfast energy density with diet quality and body mass index in American adults: National Health and Nutrition Examination Surveys, 1999-2004. *Am J Clin Nutr*, 2008; *88*(5):1396-404.
117. Alexander KE, Ventura EE, Spruijt-Metz D, Weigensberg MJ, Goran MI, Davis JN. Association of breakfast skipping with visceral fat and insulin indices in overweight Latino youth. *Obesity*, 2009; *17*(8):1528-33.
118. Segal KR, Gutin B, Nyman AM, Pi-Sunyer FX. Thermic effect of food at rest, during exercise, and after exercise in lean and obese men of similar body weight. *J Clin Invest*, 1985; *76*(3):1107-12.
119. Jakicic JM. The effect of physical activity on body weight. *Obesity*, 2009; *17*:S34-8.
120. Martins C, Morgan L, Truby H. A review of the effects of exercise on appetiteregulation: an obesity perspective. International *Journal of Obesity*, 2008; *32*:1337-1347.
121. Stensel D. Exercise, Appetite and Appetite-RegulatingHormones: Implications for Food Intake and Weight Control. *Ann Nutr Metab*, 2010; *57*(suppl 2):36-42.
122. Westerterp-Plantenga MS, Verwegen CR, Ijedema MJ, WijckmansNE, Saris WH. Acute effects of exercise or sauna on appetite in obese and nonobese men. *Physiol Behav*, 1997; *62*:1345-1354.
123. Lluch A, King NA, Blundell JE. Exercise in dietary restrained women: no effect on energy intake but change in hedonic ratings. *Eur J Clin Nutr*, 1998; *52*:300-307.
124. Blundell JE, King NA. Physical activity and regulation of food intake: current evidence. *Med Sci Sports Exerc*, 1999; *31*(11 suppl):573-583.

COMPORTAMENTO ALIMENTAR | **91**

125. Tsofliou F, Pitsiladis YP, Malkova D, Wallace AM, Lean ME. Moderate physical activity permits acute coupling between serum leptin and appetite-satiety measures in obese women. *Int J Obes Relat Metab Disord*, 2003; *27*:1332-1339.

126. King NA, Lluch A, Stubbs RJ, Blundell JE. High dose exercise does not increase hunger or energy intake in free-living males. *Eur J Clin Nutr*, 1997; *51*:478-483.

127. Imbeault P, Saint-Pierre S, Almeras N, Tremblay A. Acute effects of exercise on energy intake and feeding behaviour. *Br J Nutr*, 1997; *77*:511-52.

128. King NA, Snell L, Smith RD, Blundell JE. Effects of short-term exercise on appetite responses in unrestrained females. *Eur J Clin Nutr*, 1996; *50*(10):663-7.

129. Stubbs RJ, Sepp A, Hughes DA, Johnstone AM, King N, Horgan GE. The effect of graded levels of exercise on energy intake and balance in free-living women. *Int J Obes*, 2002; *26*:866-869.

130. Mackelvie KJ, Meneilly GS, Elahi D, Wong ACK, Barr SI, Chanoine JP. Regulation of appetite in lean and obese adolescents after exercise: role of acylated and desacyl ghrelin. *J Clin Endocrinol Metab*, 2007; *92*:648-654.

131. King NA, Hester J, Gately PJ. The effect of a medium-termactivity and diet-induced energy deficit on subjective appetite sensations in obese children. *Int J Obes*, 2007; *31*:334-339.

132. King NA, Caudwell PP, Hopkins M, Stubbs, Naslund E, Blundell JE. Dual-process action of exercise on appetite control: increase in orexigenic drive but improvement in meal-induced satiety. *Am J Clin Nutr*, 2009; *90*:921-7.

133. Cornier M, Melanson EL, Salzberg AK, Bechtell JL, Tregellas, JR. The effects of exercise on the neuronal response to food cues. *Physiol Behav*, 2012; *105*:1028-1034.

134. Hill AJ, Melby C, Johnson SL, Peters JC. Physical activity and energy requirements. *Am J Clin Nutr*, 1995; *62*(suppl):1059S-1066S.

135. Kraemer RR, Chu H, Castracane VD. Leptin and exercise. *Exp BiolMed*, 2002; *227*:701-708.

136. Karamouzis I, Karamouziz M, Vrabas IS, Christoulas K, Kyriazis N, Giannoulis E. The effects of marathon swimming onserum leptin and plasma neuropeptide Y levels. *Clin Chem Lab Med*, 2002; *40*:132-136.

137. Reseland JE, Anderssen SA, Solvoll K, Hjermann I, Urdal P, Holme I. Effect of long-term changes in diet and exercise onplasma leptin concentrations. *Am J Clin Nutr*, 2001; *73*:240-245.

138. de Melo CM, Tirapegui JO, Cohen D, Marchini JS, Ribeiro SML. Nutritional status and energy expenditure after a program of nutrition education and combined aerobic/resistance training in obese women. *e-SPEN*, 2010; *5*(4):180-e186.

139. Kraemer RR, Castracane VD. Exercise and humoral mediators of peripheral energy balance: ghrelin and adiponectin. *Exp Biol Med*, 2007; *232*:184-194.

140. Zoladz JA, Konturek SJ, Duda K, Majerczak J, Sliwowski Z,Grandys M *et al*. Effect of moderate incremental exercise, performed in fed and fasted state on cardio-respiratory variables and leptin and ghrelin concentrations in young healthy men. *J Physiol Pharmacol*, 2005; *56*:63-85.

141. Borer KT, Wuorinen E, Chao C, Burant C. Exercise energy expenditure is not consciously detected due to oro-gastric, non metabolic, basis of hunger sensation. *Appetite*, 2005; *45*:177-181.

142. Broom DR, Stensel DJ, Bishop NC, Burns SF, Miyashita M. Exercise-induced supression of acylated ghrelin in humans. *J Appl Physiol*, 2007; *102*:2165-2171.

143. Martins C, Morgan LM, Bloom SR, Robertson MD. Effects of exercise on gut peptides, energy intake and appetite. *J Endocrinol*, 2007; *193*:251-258.

144. Ueda S, Yoshikawa T, Katsura Y, Usui T, Nakao H, Fujimoto S. Changes in gut hormone levels and negative energy balance during aerobic exercise in obese young males. *J Endocrinol*, 2009; *201*:151-159.

145. Chanoine JP, Mackelvie KJ, Barr SI, Wong ACK, Meneilly GS, Elahi DH. GLP-1 and appetite responses to a meal in lean and overweight adolescents following exercise. *Obesity Res*, 2008; *16*:202-204.

146. Martins C, Kulseng B, King NA, Holst JJ, Blundell JE. The Effects of Exercise-Induced Weight Loss on Appetite-Related Peptides and Motivation to eat. *J Clin Endocrinol Metab*, 2010; *95*:1609-1616.

Exercício Físico e os Aspectos Psiconeuroimunoendócrinos

Fábio Santos Lira • Ronaldo Vagner Thomatieli dos Santos
Marco Túlio de Mello

EXERCÍCIO E HOMEOSTASE

Nos últimos 30 anos, a prática de exercício físico e a participação das pessoas em programas de treinamento têm crescido. Tal popularização se deve, sobretudo, pelo grande número de estudos com informações a respeito da importância do exercício físico, não só para os atletas de alto nível, mas também para a promoção de saúde, ou seja, prevenção e tratamento não farmacológico para diversas doenças, especialmente as doenças crônicas não transmissíveis.

Os efeitos do exercício físico e do treinamento resultando em melhora do desempenho e promoção de saúde se devem ao fato de que o exercício físico representa um evento estressante para o indivíduo, pois a realização de qualquer tipo de exercício e intensidade está associada à quebra da homeostase.[1]

Para responder ao estresse do exercício físico agudo e tentar se restabelecer a quebra da homeostase induzida pelo exercício físico, o organismo gera alterações fisiológicas, tais como modificações cardiovasculares, endócrinas, musculares, bioquímicas e outras. Quando o exercício físico se torna crônico, as modificações passam a representar adaptações ao treinamento que resultam na melhora do desempenho e na qualidade de vida.

Conquanto os efeitos do exercício físico e do treinamento influenciem diversos sistemas fisiológicos e promovam modificações bioquímicas, neste capítulo será dada ênfase na capacidade que o exercício físico e o treinamento têm de modular o sistema imunológico e as repercussões dessa modulação sobre as interações psiconeuroimunoendócrinas, notadamente sobre o sono.

EXERCÍCIO FÍSICO AGUDO E SISTEMA IMUNOLÓGICO

Nos últimos 25 anos, tem crescido o interesse pela relação entre sistema imunológico e exercício físico, uma vez que, associado ao crescimento e popularização da prática da atividade física, tem sido observado de forma empírica, entre treinadores e atletas, um número cada vez maior de relatos a respeito da imunossupressão após competições como maratonas e ultramaratonas.[2] Ao mesmo tempo, inúmeros trabalhos demonstram que o exercício físico, crônico e moderado pode resultar em imunoestimulação, promovendo diminuição na incidência de infecções oportunistas em pessoa sadias.[3-5]

Os primeiros trabalhos relacionando os efeitos do exercício físico sobre o sistema imunológico datam do final do século XIX e sugeriam que o exercício físico extenuante poderia prejudicar a resposta imune durante a recuperação. Todavia, a Imunologia do Exercício ganhou força somente a partir dos anos de 1980, quando estudos epidemiológicos demonstraram que o exercício físico agudo pode ser imunossupressor, enquanto o treinamento moderado pode ser imunoestimulador.[2]

De fato, estudos com seres humanos, diferentes populações e metodologias adequadas têm demonstrado que, após um período de treinamento moderado, os voluntários apresentam menores sinais de infecções oportunistas e, na vigência de alguma doença, o tempo de recuperação parece ser menor, evidenciando um quadro de imunoestimulação. Por outro lado, estudos realizados avaliando parâmetros imunológicos e a resposta imune ao longo de períodos prolongados de treinamento com sobrecargas elevadas sugerem que o exercício físico extenuante e programas de treinamento com incremento acentuado e abrupto na sobrecarga de treino, especialmente no volume, apresentam elevado potencial imunossupressor, que se caracteriza pela elevação na probabilidade de ocorrência de infecções oportunistas.[4,6]

Esse efeito imunomodulador do exercício físico e do treinamento depende de vários fatores, dentre eles a periodização, condições ambientais, nutrição e tipo de exercício físico. A interação desses fatores permite que seja proposto um modelo de curva em "U" para explicar os efeitos do exercício físico e do treinamento sobre o sistema imune, ou seja, o sedentarismo e os exercícios físicos com sobrecarga reduzida parecem ter poucos efeitos sobre a resposta imune. Já os exercícios físicos com sobrecarga moderada apresentam efeito imunoestimulador, melhorando a resposta imune. Por outro lado, finalmente, o exercício físico com sobrecarga elevada pode resultar em piora da resposta imune e imunossupressão crônica.[7,8]

São descritas duas hipóteses, não excludentes e que agem conjuntamente para explicar o efeito imunomodulador do exercício físico e do treinamento, bem como a imunossupressão observadas após longas sessões de treinamento.[6] No entanto, os mecanismos que modulam tal efeito não foram ainda completamente desvendados.[7] A primeira hipótese diz respeito ao papel dos hormônios de estresse (notadamente as catecolaminas e o cortisol) na modulação da resposta imune durante e após uma sessão de exercício físico,[1] enquanto a segunda hipótese diz respeito à relação entre sistema imunológico e nutrição. Nesse sentido, merece destaque o papel da glutamina como substrato energético para células do sistema imunológico.[4,6]

A glutamina é um aminoácido classicamente classificado como não essencial, todavia com funções essenciais. Sua síntese ocorre sobretudo pelo tecido muscular, que tem a função de manter constante, e com a menor variação possível, a concentração plasmática desse aminoácido. O papel da glutamina para as células do sistema imune é evidenciado pela elevada atividade da enzima glutaminase[4,6] e pelo fato de que, na ausência ou diminuição da concentração de glutamina, ocorre um impedimento parcial da função imunológica, como já demonstrado em quadros patológicos.[8] De fato, estudos *in vitro* demonstram que essas células apresentam elevada capacidade de utilização de glutamina, e que esse aminoácido é tão importante quanto a glicose para manter a relação entre função e metabolismo das células, até mesmo em seu estado quiescente.[8]

Vários estudos têm mostrado que seres humanos, roedores e equinos submetidos a elevadas sobrecargas de exercício físico apresentam diminuição na concentração plasmática de glutamina[4,8-10] concomitante ao impedimento de várias funções de células do sistema imune, tais como a menor capacidade de linfócitos se proliferarem e produzirem citocinas e anticorpos, quando estimulados, e aumento de infecções do trato respiratório superior.[8]

Por outro lado, tem sido demonstrado que a manutenção da concentração plasmática de glutamina, *in vitro* e *in vivo*, está associada à preservação das funções de células como os linfócitos, independentemente da intensidade e duração do exercício físico. Assim, diversas estratégias nutricionais, incluindo a suplementação com carboidratos, glutamina e BCAA,[7,8] têm sido testadas no intuito de manter a concentração plasmática de glutamina para preservar a função imune e evitar a imunossupressão após a competição.

No entanto, o papel da glutamina na regulação da função de células do sistema imune não se limita a atletas com elevado nível de treinamento e condicionamento físico. O exercício físico moderado também parece influenciar de forma bastante parecida essa relação, já que em roedores submetidos a uma sessão de exercício físico moderado foi encontrada diminuição na concentração plasmática de glutamina concomitante à menor proliferação de linfócitos, sugerindo um comprometimento da capacidade dessas células na ausência ou diminuição de glutamina.[10]

Para compreender os mecanismos pelos quais a redução na glutaminemia poderia comprometer a função celular após o exercício físico, nosso grupo tem se dedicado ao estudo dos efeitos do exercício físico sobre o metabolismo de glicose e glutamina em linfócitos e macrófagos, bem como na relação dessas variáveis com a função celular. Recentemente, demonstramos que o consumo e a utilização de glutamina por linfócitos e macrófagos após o exercício físico estão aumentado, sugerindo que a incapacidade de manter um aporte ideal de glutamina após o exercício

96 | PSICOBIOLOGIA DO EXERCÍCIO

físico pode, de fato, impedir parcialmente a resposta imune, sobretudo no período de recuperação.[9,10]

A ação do exercício físico sobre a resposta imune ocorre pela interação do exercício físico com a resposta imune inata e com a específica. A resposta imune inata é a primeira linha de defesa contra diversos tipos de patógenos e está envolvida, também, no reparo e remodelagem tecidual após lesão. Esse tipo de resposta é composto por células, como os neutrófilos, macrófagos e células dendríticas; barreiras físicas, como a pele; e secreções, como a lágrima e a saliva. Além disso, duas das suas principais características são não apresentar memória e ter pequena especificidade.

Neutrófilos sofrem grande influência do exercício físico. Durante o exercício físico, esse efeito parece ser modulado em grande escala pelo aumento na concentração de catecolaminas, enquanto, na recuperação, o cortisol tem papel importante, sendo o principal responsável pela neutrofilia durante a recuperação.[11] Ademais, modificações no número das células são acompanhadas por modificações funcionais importantes, como, por exemplo, redução na capacidade oxidativa e fagocitose em resposta à estimulação por patógenos durante várias horas após o exercício físico.[12]

Com relação aos monócitos e macrófagos, durante o exercício físico ocorre monocitose mediada por modificações neuroendócrinas semelhantes àquelas que ocorrem em neutrófilos.[1] O exercício físico também pode promover mudanças fenotípicas em macrófagos infiltrados no tecido muscular que apresenta um perfil pró-inflamatório nas primeiras horas após o exercício físico.[13] Funções clássicas desse tipo celular, como quimiotaxia, fagocitose e capacidade de produção de espécies reativas de oxigênio (ERO), também sofrem influência do exercício físico, já que este, independentemente de sua intensidade, parece aumentar tais funções.[14] Esse aumento funcional em ambas as células é, em parte, regulado pela concentração de glutamina disponível para esse tipo de célula, como demonstrado em estudos recentes do nosso grupo.[9]

Outros tipos celulares, tais como células dendríticas e células *natural killer* (células NK), também sofrem efeitos do exercício físico. As células dendríticas desempenham importante papel no início da resposta imune, porém os efeitos que sofrem com a prática do exercício físico ainda são parcialmente desconhecidos. Já com relação às células NK, vários estudos demonstram que o exercício físico agudo afeta essas células de modo dependente da intensidade.[7] Estudos clássicos demonstram que, quanto maior for a intensidade, maior será a mobilização das células NK ($CD3^-$, $CD16^+$, $CD56^+$). Nesse sentido, os efeitos do exercício físico são modulados pela modificação na concentração de catecolaminas e parece influenciarem de forma diferente as células $CD56^{bright}$ e $CD56^{dim}$, sendo as primeiras menos responsivas às catecolaminas e, consequentemente, ao exercício físico.[7] Como resultado final, observa-se que, além da modificação no número de células, a citotoxicidade das células NK (NKCC) também sofre aumento (até 100%) em função da intensidade do exercício físico; no entanto, após exercício físico extenuante, a NKCC pode

EXERCÍCIO FÍSICO E OS ASPECTOS PSICONEUROIMUNOENDÓCRINOS | 97

diminuir no período de recuperação, contribuindo para a instalação de um período transitório de imunossupressão.[15]

A resposta imunológica adquirida tem como principais características apresentar memória e ficar mais potente com o aumento da exposição aos patógenos. Em relação à resposta imunológica adquirida, o exercício físico agudo promove linfocitose durante o exercício, seguida por uma linfopenia no período de recuperação.[7] Esse comportamento bifásico representa uma resposta ao aumento das catecolaminas, especialmente adrenalina. No exercício físico, afeta tanto linfócitos B quanto T e seus subgrupos, já que os linfócitos apresentam grande densidade de receptores β_2-adrenérgicos.[2] Enquanto a linfocitose, durante o exercício, é devida ao aumento de praticamente todos os tipos de linfócitos, no período de recuperação a linfopenia ocorre principalmente pela diminuição dos linfócitos T do tipo 1. Por outro lado, qualquer modificação no número de linfócitos, durante e após o exercício físico, pode simultaneamente ser compensada por modificações funcionais nas células.[16]

Estudos em nosso laboratório têm demonstrado que o exercício físico pode diminuir a ativação de linfócitos B e T *in vivo* e *in vitro*, resultando em menor taxa de proliferação quando os linfócitos são estimulados por mitógenos específicos.[4,6] No entanto, ainda não está claro se essa modificação se deve à piora na capacidade de proliferação ou se é reflexo da modificação na proporção das subpopulações de linfócitos consequentemente ao exercício físico.[2,17] Ademais, um possível aumento de apoptose em linfócitos estimulado pelo exercício físico pode contribuir também para a piora transitória da função de linfócitos no período de recuperação após o exercício físico, especialmente se esse for de caráter extenuante.[7]

Essas modificações são transitórias; no entanto, tem sido descrito que períodos prolongados de treinamento com sobrecargas extenuantes, especialmente em atletas de alto nível, causam um impedimento parcial, porém crônico, da resposta imune humoral devido ao aumento de cortisol e desequilíbrio no balanço de citocinas pró/anti-inflamatórias. Estudos clínicos são necessários para a compreensão do significado dessas modificações.

TREINAMENTO E SISTEMA IMUNOLÓGICO

É consenso para as Ciências do Esporte que existe uma forte relação entre a sobrecarga de treinamento e o desempenho. Por isso, atletas são encorajados a treinar com sobrecargas cada vez maiores para atingirem os seus objetivos em competições. Todavia, existem poucos estudos que avaliaram a relação entre o treinamento e o padrão de doenças em atletas altamente treinados. Essa carência ocorre devido à dificuldade de intervir no planejamento de treino dessa população a fim de conseguir métodos adequados para obter resultados conclusivos por períodos prolongados e diferentes fases da temporada. Por outro lado, pessoas que estão engajadas em um programa de treinamento para a promoção de saúde apresentam

98 | PSICOBIOLOGIA DO EXERCÍCIO

sobrecarga de treinamento significativamente mais branda do que atletas de alto nível, de modo que, a despeito do maior número de estudos, a transposição de resultados de pessoas moderadamente treinada para atletas ou pessoas com elevada sobrecarga de treino é limitada.[7]

Não só o exercício físico agudo, mas também o treinamento têm potencial para modular a resposta imune inata e especifica. Em repouso, após um breve período de algumas horas sem exercício físico, não há diferença no número e função de linfócitos em pessoas treinadas em comparação com pessoas sedentárias. Entretanto, estudos mostram que esse tipo celular é altamente sensível ao aumento na sobrecarga de treino, já que aumento acentuado no volume de treino, assim como quadros de *overreaching* e *overtraining*, é caracterizado pela diminuição no número de linfócitos T do tipo 1 e piora na função celular, tais como proliferação e produção de imunoglobulinas, *in vitro*, quando as células são estimuladas.[7]

Os mecanismos do impedimento parcial da função da resposta imunológica adquirida parecem estar relacionados ao aumento de hormônios de estresse, especialmente o cortisol; ao desequilíbrio do balanço pró/anti-inflamatório, que estimularia uma resposta do tipo TH_2 em detrimento da resposta do tipo TH_1, com piora da resposta imunológica celular; e, por fim, a aspectos nutricionais, que poderiam resultar na diminuição da concentração plasmática de glutamina, todos em função do aumento acentuado na sobrecarga de treinamento.[4,7,18]

Em relação aos efeitos do treinamento sobre a função celular, tem sido descrito um efeito dual do treinamento dependente da intensidade e volume de treino. Assim como o exercício físico agudo, o treinamento moderado parece associado à melhora da função celular; o treinamento extenuante parece ter efeito oposto, diminuindo a funcionalidade celular a despeito do tipo celular observado.[1]

De fato, o número de neutrófilos não sofre modificação em função do treinamento; todavia, estudos recentes têm mostrado que o treinamento, especialmente com sobrecarga excessiva ou com tempo insuficiente para a recuperação, pode diminuir a capacidade oxidativa dessas células durante dias após uma sessão aguda de exercício físico. Com relação às células NK, vários estudos demonstram que o treinamento moderado aumenta a citotoxicidade dessas células (NKCC) em comparação com pessoas sedentárias, ao contrário do treinamento extenuante, que reduz a NKCC.[7]

Por fim, em relação aos monócitos/macrófagos, estudos com seres humanos têm demonstrado que o treinamento diminui a resposta inflamatória e expressão de TLR-4.[14] Todavia, monócitos são células pouco maduras, daí o real significado desses resultados ainda ser controverso. Estudos com modelo animal têm auxiliado na compreensão dos efeitos do treinamento sobre a função de macrófagos. Estudos recentes, inclusive do nosso laboratório, demonstraram que o treinamento moderado melhora a função de macrófagos *in vitro*[19] e que essa melhora é dependente da disponibilidade de glutamina para essas células.[9] Ademais, o treinamento mode-

EXERCÍCIO FÍSICO E OS ASPECTOS PSICONEUROIMUNOENDÓCRINOS | **99**

rado parece diminuir a migração de macrófagos para o tecido adiposo e outros tecidos que apresentam inflamação crônica, evidenciando o importante papel dessas células no efeito anti-inflamatório do treinamento.[7]

INFLAMAÇÃO

Diversos estudos, alguns em nosso laboratório, com seres humanos e roedores têm demonstrado claramente que o treinamento moderado desempenha um considerável papel anti-inflamatório.[3,5] Assim, o papel anti-inflamatório atenuando quadros de inflamação faz com que o treinamento possa ser considerado como um agente importante no tratamento de doenças que apresentam quadros de inflamação crônica, tais como obesidade, insuficiência cardíaca, distúrbios do sono e outros.[3] Por outro lado, o sedentarismo, que leva ao acúmulo de gordura visceral e, portanto, à ativação de vias inflamatórias, pode contribuir para a instalação do diabetes tipo 2, doenças cardiovasculares, hipertensão e outras, uma vez que a inflamação originária do sedentarismo tem reflexos sobre vários sítios, tais como tecido adiposo, macrófagos e neutrófilos, criando uma condição ideal para o desenvolvimento de resistência à insulina, aterosclerose, neurodegeneração e crescimento tumoral.[7]

A consolidação de um quadro de inflamação deve-se ao predomínio de vias de sinalização inflamatórias em detrimento de vias anti-inflamatórias. A primeira é modulada especialmente pela IL-1, IL-6 e pelo TNF-α, enquanto as vias anti-inflamatórias sofrem forte influência da IL-10 e IL-1ra.

O exercício físico de intensidade moderada e duração reduzida não promove destacado aumento de citocinas pró-inflamatórias. Por outro lado, promove acentuado porém transitório aumento de IL-6, que apresenta efeito pró-inflamatório imediatamente após o final do exercício físico, estimulando a resposta de fase aguda. Após o final do exercício, com a progressão da recuperação surge uma ação anti-inflamatória graças à capacidade que o exercício físico tem de estimular a liberação de cortisol, assim como de inibir a expressão de RNAm do TNF-α, especialmente no músculo esquelético.[1,3]

O músculo esquelético pode desempenhar papel endócrino, liberando miocinas que, por sua vez, apresentam efeito em diversos tecidos, tais como tecidos adiposo e nervoso, e também sobre a regulação do metabolismo, além de estimular a liberação de fatores anti-inflamatórios.[20]

SISTEMA IMUNOLÓGICO E OS ASPECTOS PSICOBIOLÓGICOS NA REGULAÇÃO DO SONO

A maioria das citocinas tem sido classicamente associada à regulação da resposta imune e inflamatória, sendo sua ação exercida de forma endócrina, parácrina e autócrina. De fato, nos últimos anos, estudos clássicos e recentes têm mostrado

100 | PSICOBIOLOGIA DO EXERCÍCIO

que os sistemas imunológico e neuroendócrino se comunicam,[21] de modo que a expressão dessas proteínas e de seus receptores não é restrita às células do sistema imunológico, mas também inclui um grande número de tecidos, como o cérebro e glândulas endócrinas.[22]

Citocinas são proteínas que podem atravessar a barreira hematencefálica ou agir via segundos mensageiros. Além disso, é possível que citocinas sejam produzidas dentro das próprias células do tecido nervoso como resposta à atividade neuronal.[22] Mais recentemente, foi proposto um novo mecanismo para explicar a ação das citocinas no tecido nervoso. Nesse sentido, alguns estudos sugerem a existência de vias neuronais aferentes nas quais uma inflamação na cavidade peritoneal, por exemplo, poderia influenciar diversas regiões cerebrais, incluindo o hipotálamo, que desempenha papel primordial na regulação do sono. De fato, o tratamento com LPS intraperitoneal resulta em alterações centrais, tais como febre, sono, excreção noturna de norepinefrina, assim como a produção hipotalâmica de IL-1β. Por outro lado, essas alterações podem ser revertidas pela transecção subdiafragmática do nervo vago.[22]

Diante do exposto, fica evidente que as relações neuroimunoendócrinas podem agir de maneira intensa em situações em que a quebra da homoestase e/ou desafios imunológicos estão presentes. Processos inflamatórios podem ser acompanhados por alterações neuroendócrinas, especialmente modificações no eixo hipotálamo-hipófise-adrenal.[22] Tal fato ocorre porque as citocinas liberadas em elevada escala na vigência da inflamação não ficam restritas ao sitio inflamado, e, assim, vias eferentes podem influenciar o sistema nervoso central (SNC) mediadas pelas citocinas. Estudos clássicos mostram uma comunicação bidirecional entre o sistema imunológico e os eixos neuroendócrinos, influenciando a liberação de hormônios, além de modificar funções cerebrais, como, por exemplo, o sono e a cognição.[22]

O impacto das citocinas sobre o comportamento sono-vigília tem sido muito estudado nos últimos 20 anos. A maioria dos estudos demonstra que pelo menos três citocinas estão envolvidas diretamente na regulação do sono: a IL-1, a IL-6 e o TNF-α. Estudos *in vitro* e *in vivo*, com diversas espécies de mamíferos, demonstram que a IL-1 age via concentração de cálcio em neurônios de diversas regiões do cérebro, alterando a neurotransmissão GABAérgica.[23] Desse modo, essa citocina poderia aumentar a atividade de neurônios ligados ao sono e inibir neurônios ligados ao despertar.[24] Ademais, a concentração plasmática e a expressão de RNAm para IL-1 em diversas regiões do cérebro, além de serem significativamente aumentadas pela privação de sono, apresentam variação circadiana, com pico ocorrendo no começo do sono.[23]

Uma dose de IL-1, em camundongos, aumenta em 100% o tempo de sono não REM (NREM), durante 6 h, imediatamente após a administração.[23] Nessa circunstância, assim com em condições fisiológicas, o começo do sono NREM

EXERCÍCIO FÍSICO E OS ASPECTOS PSICONEUROIMUNOENDÓCRINOS | 101

pode estar associado ao aumento da atividade de neurônios ligados ao sono e à inibição de neurônios ligados ao despertar na área pré-óptica do pró-encéfalo.[24] A perfusão de IL-1 por microdiálise, na região pré-óptica do pró-encéfalo, confirma essas informações, pois reduz a taxa de disparos de neurônios ligados ao despertar em até 50%.

A inibição da ação da IL-1 por intermédio do tratamento com um receptor antagonista de IL-1 (IL-1ra) ou anticorpos anti-IL-1 reduz o sono espontâneo, inibe o sono rebote após a privação de sono e, por fim, atenua a resposta de sono NREM induzida por infecções que promovem acentuado aumento dessa citocina.[23] O tratamento com IL-1ra perfundida imediatamente antes da infusão de IL-1 diminui a supressão da atividade de neurônios ligados à vigília induzida por IL-1 durante o sono NREM em roedores.[24] Assim, esses estudos sugerem que a IL-1 pode aumentar o sono NREM pela supressão da atividade de neurônios ligados à vigília e pela ativação de neurônios ligados ao sono na área pré-óptica do pró-encéfalo.

Além de sua ação direta sobre o padrão de sono, estudos recentes sugerem que a IL-1 pode atuar em um sistema no qual a serotonina exerce efeito modulador do sono. Tem sido demonstrado que a IL-1 aumenta a liberação de serotonina no hipotálamo e em outras regiões centrais.[25,26] Por exemplo, a manifestação total dos efeitos da IL-1 sobre o sono requer o sistema serotoninérgico cerebral intacto com depleção de serotonina cerebral ou bloqueio dos receptores do tipo HT_2 influenciados pelo aumento de sono NREM induzido pela IL-1 e retornando ao normal após o período de *washout* da IL-1.[24]

O fator de necrose tumoral (TNF-α) que apresenta elevada ação pró-inflamatória, mesmo em pequenas doses, promove alterações semelhantes às da IL-1 na arquitetura do sono, enquanto a inibição da ação do TNF-α inibe o sono espontâneo, reduz o sono rebote após a privação de sono, assim como o aumento de temperatura induzido no sono NREM.[23] Como a IL-1, também apresenta variação circadiana e aumenta com a privação de sono.[23]

A atividade de ondas lentas aumenta durante o período de sono NREM e após a administração de TNF-α. A administração local de TNF-α na superfície do córtex somatossensorial aumenta a atividade de ondas lentas durante o sono NREM de ratos sem, contudo, alterar o tempo de permanência no estado de vigília.[24]

Estudos recentes com seres humanos sugerem que a IL-6, uma citocina com propriedades anti e pró-inflamatórias, pode estar envolvida nas alterações do sono em doenças que são caracterizadas por sonolência excessiva, como a narcolepsia e a apneia do sono.[22,23]

A concentração plasmática de IL-6 apresenta acrofase durante o sono e nadir durante o período de vigília.[23,27] A privação do sono em seres humanos aumenta a concentração de IL-6,[28,29] e a injeção subcutânea de IL-6 aumenta o sono de ondas lentas e reduz o sono REM em seres humanos.[30]

102 | PSICOBIOLOGIA DO EXERCÍCIO

Assim, a partir de estudos realizados com seres humanos e outros com roedores, tem sido sugerido o papel da IL-6 como moduladora do comportamento sono-vigília. Entre os mecanismos que compõem a relação entre arquitetura do sono e concentração de IL-6, a liberação de catecolaminas também deve ser considerada. Catecolaminas estimulam a secreção de IL-6 por meio de receptores β-adrenérgicos. A atividade neural simpática aumenta durante o sono REM e diminui durante o sono de ondas lentas. Desse modo, o aumento de norepinefrina durante o sono REM pode contribuir para o aumento de IL-6 nesse estágio.[22] Assim, os resultados até o momento sugerem que a IL-6 pode modular o padrão sono-vigília quando a concentração plasmática dessa citocina está elevada. Todavia, estudos adicionais são necessários para determinar a extensão total pela qual essa citocina contribui para as alterações no comportamento sono-vigília durante as situações em que ela se encontra elevada.

EXERCÍCIO FÍSICO E SONO

O exercício físico é considerado pela American Sleep Disorders Association uma forma de tratamento não farmacológico para os distúrbios do sono.[31] Todavia, resultados contraditórios ainda são encontrados nos estudos dos efeitos do exercício físico sobre o sono, pois diferenças metodológicas, tais como horários do dia em que o exercício físico é realizado, tipo, intensidade e duração do exercício físico e o nível de condicionamento físico do individuo, não permitem comparações apropriadas.[31]

Em pessoas treinadas, o efeito do exercício físico sobre o sono parece ser menos pronunciado, mas caracteriza-se pelo aumento do tempo total de sono, maior tempo de latência de sono REM, diminuição do sono REM e aumento do sono de ondas lentas.[32,33] Todavia, estudo recente sugeriu que a realização de uma sessão aguda de exercício físico vigoroso não altera o sono de ciclistas treinados.[34]

Apesar das evidências de que o treinamento promove alterações no padrão do sono, não está claro ainda se a melhora observada após um período de treinamento se deve às influências diretas do exercício físico sobre o sono ou se ocorre através de melhora de condições que podem influenciar negativamente o sono, como, por exemplo, a obesidade e a depressão.[31]

As hipóteses que tentam justificar os efeitos do exercício e do treinamento sobre o sono tratam da capacidade que o exercício tem de promover modificações na termorregulação e no gasto energético.[31] Recentemente, nosso grupo propôs que o efeito do exercício sobre o sono pode ser modulado por fatores humorais cujas concentrações são modificadas pelo exercício agudo e pelo treinamento, notadamente as citocinas.[35] As citocinas, especialmente as pró-inflamatórias, poderiam modular o sono de modo direto, como discutido no tópico anterior, ou indiretamente pela ação que essas citocinas têm sobre o eixo hipotálamo-hipófise-adrenal.

EXERCÍCIO FÍSICO E OS ASPECTOS PSICONEUROIMUNOENDÓCRINOS | **103**

Elevadas concentrações de IL-6 e TNF-α são associadas aos distúrbios do sono em quadros de doenças inflamatórias. Considerando que o treinamento moderado diminui a concentração basal de citocinas pró-infamatórias, é possível que os efeitos prejudiciais dessas citocinas sobre o sono sejam parcialmente revertidos.

Nossa hipótese foi parcialmente confirmada recentemente após um período de treinamento moderado em idosos. O envelhecimento se caracteriza por um quadro de imunossenescência, com aumento de citocinas pró-inflamatórias e piora no sono. Após 6 meses de treinamento, observamos que o treinamento moderado melhorou o sono em idosos nos seguintes aspectos: latência do sono REM e tempo total acordado. Essa melhora é dependente do tempo de treino, sendo mais evidente com 6 meses. Foi correlacionada com a diminuição nas concentrações de IL-6 e TNF-α, assim como aumento na relação IL-10/TNF-α, sugerindo que a melhora no balanço pró/anti-inflamatório pode ter sido uma das responsáveis pela melhora do sono na população estudada.[36]

Portanto, o exercício físico agudo e o treinamento podem modular alguns aspectos psicobiológicos, dentre os quais o sono. Essa modulação pode ser, em parte, motivada pelos efeitos do exercício e do treinamento sobre a resposta imunológica especialmente modulando o balanço anti/pró-inflamatório.

Referências bibliográficas

1. Pedersen BK, Hoffmann-Goetz L. Exercise and the immune system: regulation, integration and adaptation. *Physiol Rev*, 2000; *80*(3):1055-1081.
2. Shephard RJ. Development of the discipline of exercise immunology. *Exerc Immunol Rev*, 2010; *16*:194-222.
3. Gleeson M, Bishop NC, Stensel DJ, Lindley MR, Mastana SS, Nimmo MA. The anti-inflammatory effects of exercise: mechanisms and implications for the prevention and treatment of disease. *Nat Rev Immunol*, 2011; 5; 11(9): 607-15.
4. Rosa Neto JC, Lira FS, de Mello MT, Santos RV. Importance of exercise immunology in health promotion. *Amino Acids*, 2010 Oct 26.
5. Lira FS, Rosa JC, Yamashita AS, Koyama CH, Batista ML Jr, Seelaender M. Endurance training induces depot--specific changes in IL-10/TNF-alpha ratio in rat adipose tissue. *Cytokine*, 2009 Feb; *45*(2):80-5.
6. Costa Rosa LF. Exercise as a Time-conditioning Effector in Chronic Disease: a Complementary Treatment Strategy. *Evid Based Complement Alternat Med*, 2004; *1*:63-70.
7. Walsh NP, Gleeson M, Shephard RJ, Gleeson M, Woods JA, Bishop NC, Fleshner M, Green C, Pedersen BK, Hoffman-Goetz L, Rogers CJ, Northoff H, Abbasi A, Simon P. Position statement. Part one: Immune function and exercise. *Exerc Immunol Rev*, 2011; *17*:6-63.
8. Castell L. Glutamine supplementation in vitro and in vivo, in exercise and in immunodepression. *Sports Med*, 2003; *33*(5):323-45.
9. Santos RV, Caperuto EC, de Mello MT, Costa Rosa LF. Effect of exercise on glutamine metabolism in macrophages of trained rats. *Eur J Appl Physiol*, 2009; *107*(3):309-15.
10. Santos RV, Caperuto EC, Costa Rosa LF. Effects of acute exhaustive physical exercise upon glutamine metabolism of lymphocytes from trained rats. *Life Sci*, 2007 Jan 16; *80*(6):573-8.
11. McCarthy DA, Macdonald I, Grant M, Marbut M, Watling M, Nicholson S, Deeks JJ, Wade AJ, Perry JD. Studies on the immediate and delayed leucocytosis elicited by brief (30-min) strenuous exercise. *Eur J Appl Physiol Occup Physiol*, 1992; *64*:513-517.

104 | PSICOBIOLOGIA DO EXERCÍCIO

12. Robson PJ, Blannin AK, Walsh NP, Castell LM, Gleeson M. Effects of exercise intensity, duration and recovery on in vitro neutrophil function in male athletes. *Int J Sports Med*, 1999; *20*:128-35.
13. Hong S, Mills PJ. Effects of an exercise challenge on mobilization and surface marker expression of monocyte subsets in individuals with normal vs. elevated blood pressure. *Brain Behav Immun*, 2008; *22*:590-599.
14. Woods JA, Vieira VJ, Keylock KT. Exercise, inflammation, and innate immunity. *Immunol Allergy Clin North Am*, 2009 May; *29*(2):381-93.
15. Gleeson M, Bishop NC. The T cell and NK cell immune response to exercise. *Ann Transplant*, 2005; *10*(4):43-8.
16. Lancaster GI, Halson SL, Khan Q, Drysdale P, Wallace F, Jeukendrup AE, Drayson MT, Gleeson M. Effects of acute exhaustive exercise and chronic exercise training on type 1 and type 2 T lymphocytes. *Exerc Immunol Rev*, 2004; *10*:91-106.
17. Shek PN, Sabiston BH, Buguet A, Radomski MW. Strenuous exercise and immunological changes: a multiple--time-point analysis of leukocyte subsets, CD4/CD8 ratio, immunoglobulin production and NK cell response. *Int J Sports Med*, 1995 Oct; *16*(7):466-74.
18. Bishop NC, Walker GJ, Bowley LA, Evans KF, Molyneux K, Wallace FA, Smith AC. Lymphocyte responses to influenza and tetanus toxoid in vitro following intensive exercise and carbohydrate ingestion on consecutive days. *J Appl Physiol*, 2005 Oct; *99*(4):1327-35.
19. Kizaki T, Takemasa T, Sakurai T, Izawa T, Hanawa T, Kamiya S, Haga S, Imaizumi K, Ohno H. Adaptation of macro-phages to exercise training improves innate immunity. *Biochem Biophys Res Commun*, 2008 Jul 18; *372*(1):152-6.
20. Petersen AMW, Pedersen BK. The anti-inflammatory effect of exercise. *J Appl Physiol*, 2005; *98*:1154-62.
21. Haedo MR, Gerez J, Fuertes M, Giacomini D, Páez-Pereda M, Labeur M, Renner U, Stalla GK, Arzt E. Regulation of pituitary function by cytokines. *Horm Res*, 2009; *72*(5):266-74.
22. Kariagina A, Romanenko D, Ren S, Chesnokowa V. Hypothalamic-pituitary cytokine network. *Endronology*, 2004; 145:104-112.
23. Krueger JM, Majde JA, Rector DM. Cytokines in immune function and sleep regulation. *Handb Clin Neurol*, 2011; *98*:229-40.
24. Opp MK. Cytokines and sleep. *Sleep Medicine Reviews*, 2005; *9*:355-64.
25. Gemma C, Imperi L, Opp MR. Serotonergic activation stimulates the pituitary-adrenal axis and alters interleu-kin-1 mRNA expression in rat brain. *Psychoneuroendocrinology*, 2003; *28*(7):875-84.
26. Imeri L, Mancia M, Opp MR. Hypothalamic serotonergic activity correlates better with brain temperature than with sleep-wake cycle and muscle tone in rats. *Neuroscience*, 1999; *92*:745-9.
27. Gudewill S, Pollmächer T, Vedder H, Schreiber W, Fassbender K, Holsboer F. Nocturnal plasma levels of cytoki-nes in healthy men. *Eur Arch Pyschiat Clin Neurosci*, 1992; *242*:53-6.
28. Redwine L, Hauger RL, Gillin JC, Irwin M. Effects of sleep and sleep deprivation on interleukin-6, growth hor-mone, cortisol, and melatonin levels in humans. *J Clin Endocrinol Metab*, 2000 Oct; *85*(10):3597-603.
29. Shearer WT, Euben JM, Mullington JM, Price NJ, Lee BN, Smith EO. Soluble TNF-alpha receptor 1 and IL-6 plasma levels in humans subjected to the sleep deprivation model of spaceflight. *J Allergy Clin Immunol*, 2001; *107*:165-70.
30. Späth-Schwalbe E, Hansen K, Schimidt F, Schrezenmeier H, Marshall I, Buerguer K. Acute effects of recombi-nant human interleukin-6 on endocrine and central nervous sleep functions in healthy men *J Clin Endocrinol Metab*, 1998; *83*:1573-9.
31. Driver HS, Taylor SR. Exercise and sleep. Exercise and sleep. *Sleep Med Review*, 2000; *4*(4):387-402.
32. Youngstedt SD, O'Connor PJ, Dishman RK. The effects of acute exercise on sleep: a quantitative synthesis. *Sleep*,1997; *20*:203-14.
33. Kubitz KA, Landers DM, Petruzello SJ, Han M. The effects of acute and chronic exercise on sleep. A meta--analytic review. *Sports Med*, 1996; *21*:277-91.
34. Van Reeth O, Osturis J, Byerne MM, Blacman JD, L'Hermite-Baleriaux M, Leproult R, Oliner R, Retetoff S, Turek FW, Crauter E. Nocturnal exercise phase delays circadian rhythms of melatonin and thyrotropin secretion in normal men. *Am J Physiol*, 1994; *266*:E964-74.
35. Santos RVT, Tufik S, Mello MT. Exercise, sleep and cytokines: is there a relation? *Sleep Med Ver*, 2007; *11*:231-239.
36. Lira FS, Pimentel GD, Santos RV, Oyama LM, Damaso AR, Oller do Nascimento CM, Viana VA, Boscolo RA, Grassmann V, Santana MG, Esteves AM, Tufik S, de Mello MT. Exercise training improves sleep pattern and metabolic profile in elderly people in a time-dependent manner. *Lipids Health Dis*, 2011 Jul 6; *10*:113.

Psicobiologia e Saúde

Ana R. Dâmaso • Andrea Maculano Esteves • Carolina Ackel-D'Elia
Fábio Santos de Lira • Patrícia Rzezak • Ronaldo Vagner Thomatieli dos Santos
Marco Túlio de Mello

INTRODUÇÃO

Embora o escopo dos estudos em Psicobiologia venha ampliando constantemente nos últimos 30 anos, a influência das estruturas e processos biológicos sobre *o comportamento, a cognição, a aprendizagem, a memória e o sono, bem como associações entre estes requerem novos estudos. Além disso, cresce uma demanda latente visando identificar o papel* desses processos mentais sobre as estruturas fisiológicas e alterações fisiopatológicas. Assim, a relação direta da Psicobiologia com a promoção da saúde é um campo de grande discussão, visto que suas consequências podem refletir diretamente no bem-estar do ser humano e na sua qualidade de vida.

Segundo a Organização Mundial da Saúde (OMS), saúde é definida como um *estado de completo bem-estar físico, mental e social, e não consiste somente na ausência de uma doença ou enfermidade*. Além disso, a Carta de Ottawa defende a promoção da saúde como fator fundamental de melhoria da qualidade de vida.

Nesse contexto, o exercício físico se apresenta como um modulador da promoção de saúde, conforme já apresentado nos capítulos anteriores, e proporciona uma relação íntima com os diversos aspectos psicobiológicos. A participação em programas de atividade física e/ou exercício físico para promoção de saúde depende de vários fatores que podem, de algum modo, influenciar ou não nos benefícios decorrentes da sua prática.

Desse modo, faremos uma breve conclusão sobre a influência do exercício físico nos diversos aspectos psicobiológicos discutidos no decorrer desta obra, a saber:

PSICOBIOLOGIA DO EXERCÍCIO

SISTEMA IMUNOLÓGICO

Evidências sugerem que o exercício físico, de leve a moderado, pode melhorar a resposta imunológica; por outro lado, o exercício físico extenuante pode prejudicar o sistema imunológico, causando imunossupressão. Além disso, o treinamento físico sistematizado pode melhorar a relação pró/anti-inflamatória, estimulando o organismo a promover resposta anti-inflamatória aos eventos agressivos ao sistema imune. Assim, o treinamento de leve a moderado pode ser uma importante estratégia coadjuvante no tratamento de várias doenças cuja inflamação encontra-se em sua gênese ou agravamento, enquanto o treinamento exaustivo deverá ser evitado, visando, em ambas as situações, à promoção e ao controle da saúde.

TRANSTORNOS PSIQUIÁTRICOS

Existem muitos trabalhos confirmando o efeito benéfico do exercício físico nos transtornos psiquiátricos, particularmente na ansiedade e na depressão. Os transtornos de ansiedade são muito comuns na população em geral, mesmo em indivíduos saudáveis. Desse modo, o interesse no papel do exercício físico como uma intervenção adicional à psicoterapia e ao tratamento farmacológico tem aumentado. A maioria das metanálises confirma que o exercício físico é tão eficaz na redução da ansiedade como outras técnicas comportamentais, tendo a vantagem de proporcionar outros benefícios ao organismo. Esses estudos sugerem que seus efeitos são mais potencializados quando o exercício físico é aeróbico, com duração de pelo menos 10 semanas em voluntários sem treinamento prévio e mais ansiosos. Existem evidências ainda mais fortes para o benefício do exercício físico nos distúrbios do humor. Pacientes diabéticos e coronariopatas com depressão apresentam uma melhora evidente dos distúrbios do humor após programas de exercícios físicos. Os benefícios do exercício físico no humor podem ser muito precoces, a partir da primeira sessão, e essa resposta é proporcional à duração e à intensidade dos exercícios. Os mecanismos que explicam os efeitos do exercício físico na saúde mental ainda não são completamente esclarecidos, mas a maioria dos pesquisadores acredita que se trata de uma combinação de fatores neuroquímicos, fisiológicos e psicossociais.

FUNÇÃO COGNITIVA

O exercício físico também promove resultados positivos sobre a cognição de indivíduos com algum comprometimento relacionado a alguma doença neurológica ou devido ao processo de envelhecimento normal. Ainda mais surpreendentes são alguns estudos que têm observado a melhora de algumas funções cognitivas em sujeitos sem nenhuma queixa cognitiva prévia. Desse modo, uma fonte de questionamento está relacionada com as características dos voluntários investigados, ou seja, sua faixa etária, se são saudáveis ou relatam alguma doença e se apresentam queixas de déficits cognitivos antes do início do exercício físico. Outra abordagem tem comparado os efeitos de uma única sessão de exercício físico a um programa de várias semanas de exercício físico. Curiosamente, novamente, existem evidências de que tanto sessões agudas quanto programas prolongados de exercício implicam uma melhora de diversos aspectos cognitivos dos voluntários. Por fim, outra linha de pesquisa tem respondido se existe intensidade/duração ideal do exercício físico para que os efeitos benéficos na cognição sejam observados. Embora ainda não haja um consenso a respeito, a literatura vem demonstrando que exercícios de intensidade moderada e praticados por não mais que 90 min tendem a apresentar os melhores resultados sobre a cognição.

DISTÚRBIOS DO SONO

Os distúrbios do sono também fazem parte do grupo das doenças crônicas que pioram a qualidade de vida dos pacientes. Entre os distúrbios mais comuns estão a insônia e a apneia obstrutiva do sono. Alguns estudos experimentais têm sido realizados com o objetivo de verificar os efeitos da prática regular de exercícios físicos na qualidade de vida de pacientes com distúrbios do sono. Por exemplo, pacientes com apneia do sono, após treinamento crônico (aeróbio e resistido) associado à dieta, melhoraram a qualidade de vida.[1] Mais recentemente, um estudo realizado em pacientes com insônia descreveu uma melhora significativa na qualidade de vida, após 16 semanas de intervenção com exercícios aeróbios moderados.[2] Além disso, os autores de um estudo realizado em pessoas com câncer, que apresentavam queixas de insônia, descreveram, após 10 semanas de intervenção com exercícios físicos, melhora significativa na qualidade de vida dos pacientes.[3] No entanto, embora o nosso grupo seja um dos poucos que estudam e publicam nessa área, ainda são escassos os estudos na literatura científica que avaliam os efeitos do treinamento físico em pacientes com distúrbios do sono (insônia, síndrome das pernas inquietas, movimento periódico das pernas e apneia);[2,4-6] parece que o exercício pode ser considerado uma intervenção complementar ao tratamento tradicional para a melhora dos sintomas. Além disso, o exercício físico isolado pode promover melhoras subjetivas e, até mesmo, objetivas em pacientes que não se adaptaram ao tratamento tradicional.

COMPORTAMENTO ALIMENTAR

As ciências nutricionais têm influenciado de modo determinante o comportamento alimentar e a conduta terapêutica visando à promoção da saúde, principalmente considerando achados relativos ao papel de diferentes moléculas-chave

108 | PSICOBIOLOGIA DO EXERCÍCIO

envolvidas no seu controle. Esse campo de pesquisa merece grande destaque, pois a compreensão dos complexos mecanismos envolvidos na sua regulação pode permitir o manejo nutricional e/ou farmacológico adequado para manutenção da massa corporal ideal e prevenção/tratamento da obesidade e suas diferentes comorbidades. Cabe ressaltar que essa complexidade não se restringe apenas à ampla gama de substâncias que atuam nesse sistema, mas também envolve muitos fatores igualmente capazes de modulá-lo. Assim, destacam-se as alterações do ritmo sono-vigília, assim como o papel da variação circadiana nos aspectos fisiológicos envolvidos no *binômio: nutrição e exercício* na prevenção de doenças.

Além disso, evidências recentes sustentam a hipótese de que o sono é um fator determinante no controle do comportamento alimentar e da massa corporal. Nesse sentido, verificou-se que alterações na qualidade do sono podem alterar a regulação neuroendócrina do balanço energético, aumentado as chances do desenvolvimento da obesidade. Portanto, associações entre sono e obesidade, bem como prováveis alterações na secreção e ação de hormônios que regulam a fome e saciedade e o gasto energético, são áreas de investigações consolidadas com extensa aplicação clínica. Elas reforçam a importância da nutrição adequada, do exercício físico sistematizado e da qualidade do sono no controle e prevenção de doenças crônicas em diferentes fases da vida, visando tanto reduzir os custos com a saúde quanto melhorar a qualidade de vida das pessoas.

Referências bibliográficas

1. Barnes M, Goldsworthy UR, Cary BA, Hill CJ. A diet and exercise program to improve clinical outcomes in patients with obstructive sleep apnea--a feasibility study. *J Clin Sleep Med*, 2009 Oct 15; 5(5):409-15.
2. Passos GS, Poyares D, Santana MG, Garbuio SA, Tufik S, Mello MT. Effect of acute physical exercise on patients with chronic primary insomnia. *J Clin Sleep Med*, 2010; 15:270-5.
3. Dirksen SR, Epstein DR. Efficacy of an insomnia intervention on fatigue, mood and quality of life in breast cancer survivors. *J Adv Nurs*, 2008 Mar; 61(6):664-75.
4. Esteves AM, de Mello MT, Pradella-Hallinan M, Tufik S. Effect of acute and chronic physical exercise on patients with periodic leg movements. *Med Sci Sports Exerc*, 2009; 41:237-42.
5. Ackel-D´Elia C, Silva AC, Silva RS, Truksinas E, Sousa BS, Tufik S, Mello MT, Bittencourt LRA. Effects of exercise training associated with continuous positive airway pressure treatment in patients with obstructive sleep apnea syndrome. *Sleep Breath*, 2011 Ju l30 (epub ahead of print).
6. Lopes C, Esteves AM, Bittencourt LR, Tufik S, Mello MT. Relationship between the quality of life and the severity of obstructive sleep apnea syndrome. *Braz J Med Biol Res*, 2008 Oct; 41(10):908-13.

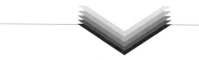

Índice Remissivo

A

α-MSH, 71
Adiponectina, 74
AgRP, 71
Ansiedade, 38
Apetite, 77
Aspectos
- psicobiológicos na regulação do sono, 99
- psiconeuroimunoendócrinos, 93

B

Balanço energético, 79
Benefícios de diferentes modalidades de exercícios físicos, 33

C

Comportamento alimentar, 67
- controle da fome e saciedade, 67
-- fatores adipocitários, 73
--- adiponectina, 74
--- leptina, 74
-- fatores gastrintestinais, 72
--- CCK, 72
--- GLP-1, 73
--- grelina, 72
--- hormônios pancreáticos, 73
--- PYY, 72
-- neuroanatomia da homeostase energética, 68
-- neuromoduladores do comportamento alimentar, 70
--- α-MSH, 71
--- AgRP, 71
--- CART, 71
--- NPY, 70
--- Orexinas, 71
--- POMC, 70
- influência do exercício físico no comportamento alimentar, 82
- influência do sono no comportamento alimentar, 74
-- influência do sono nas concentrações de leptina, grelina e nas taxas de fome e apetite, 77
-- restrição de sono e concentrações de leptina, grelina e taxas de fome e apetite, 77
- influência dos ritmos biológicos no comportamento alimentar, 79

110 | ÍNDICE REMISSIVO

D

Duração do exercício físico e cognição, 59

E

Efeito da privação do sono no padrão de leptina e grelina e balanço energético, 79
Época (30 s) do traçado polissonográfico apresentando
- estágio V (vigília), 10
- o estágio N1, 10
- o estágio N2, 11
- o estágio N3, 11
- o estágio R, 12
Exercício físico e os aspectos psiconeuroimunoendócrinos, 93
- exercício e homeostase, 93
- exercício físico agudo e sistema imunológico, 94
- inflamação, 99
-- exercício físico e sono, 102
-- sistema imunológico e os aspectos psicobiológicos na regulação do sono, 99
- treinamento e sistema imunológico, 97
Exercício físico e os transtornos psiquiátricos, 37
- exercício físico e transtornos da ansiedade, 38
- exercício físico e transtornos do humor, 41
- introdução, 37
- mecanismos, 43

F

Funções cognitivas e o exercício físico, 53
- exercício agudo e crônico, 54
- exercício físico em diferentes faixas etárias, 56
- intensidade e duração do exercício físico e cognição, 59

- introdução, 53
- mecanismos dos efeitos do exercício físico sobre a cognição, 61

G

Grelina, 72

H

Humor e o exercício físico, 31

I

Influência
- do exercício físico no comportamento alimentar, 82
- do sono no comportamento alimentar, 74
- do sono nas concentrações de leptina, grelina e nas taxas de fome e apetite, 77
- dos ritmos biológicos no comportamento alimentar, 79

L

Leptina, 77

M

Mecanismo pelo qual o débito de sono pode levar à obesidade, 76
Modalidades de exercícios físicos, 33
Modulação das relações corpo-mente, 2
Movimento periódico das pernas, 16

N

Neuroanatomia
- da homeostase energética, 68
- do comportamento alimentar, 68, 70

O

Orexinas, 71

ÍNDICE REMISSIVO | 111

P

Principais sinalizadores do apetite e
local principal de produção e ação, 75
Psicobiologia e saúde, 105
- comportamento alimentar, 107
- distúrbios do sono, 107
- função cognitiva, 106
- introdução, 105
- sistema imunológico, 106
- transtornos psiquiátricos, 106

R

Relação corpo-mente, A, 1
- introdução, 1
- modulação das relações corpo-mente, 2
- perspectivas da psicobiologia do
exercício no contexto da relação
corpo-mente, 4
-- cognição e comportamento, 5
-- sono e distúrbios do sono, 4
-- transtornos neuropsiquiátricos, 5
- psicobiologia, exercício físico e relação
corpo-mente, 2
- relação corpo-mente, 1

S

Sono, distúrbios do sono e o exercício
físico, 9
- distúrbios do sono e exercício físico, 22
-- insônia, 22
-- síndrome da apneia obstrutiva do sono
(SAOS), 24
-- síndrome das pernas inquietas e
movimento periódico das pernas, 23

- distúrbios do sono, 12
-- insônia, 13
--- epidemiologia, 14
--- tratamento farmacológico, 15
--- tratamento não farmacológico, 15
-- síndrome da apneia obstrutiva do sono
(SAOS), 17
--- diagnóstico, 19
--- sintomas, 18
--- tratamentos, 20
---- CPAP (*continuous positive airway
pressure*: pressão positiva contínua
em vias aéreas), 20
-- síndrome das pernas inquietas e
movimento periódico das pernas, 16
--- epidemiologia, 16
--- fisiopatologia, 17
--- tratamento, 17
- sono e exercício físico, 21
- sono, 9
-- contexto histórico, 9
-- padrão normal do sono nos humanos, 12

T

Transtornos do humor e o exercício físico, 31
- transtorno mental do humor e exercício
físico, 31
-- benefícios de diferentes modalidades de
exercícios físicos, 33
-- características do exercício físico, 34
-- comparação entre o exercício físico e
outras formas de tratamento, 32

V

Vias aéreas, 20

Impresso nas oficinas da
SERMOGRAF - ARTES GRÁFICAS E EDITORA LTDA.
Rua São Sebastião, 199 - Petrópolis - RJ
Tel.: (24)2237-3769